# 感染対策
# 40の
# 鉄則

聖路加国際病院 QIセンター感染管理室
**坂本史衣**

医学書院

### 著者紹介

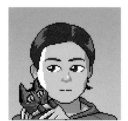
「似顔絵イラストメーカー」で制作

**坂本史衣（さかもと・ふみえ）**

聖路加国際病院 QIセンター感染管理室

1968年生まれ．幼少期から20歳代まで日本と米国を行き来する．1991年聖路加看護大学（現：聖路加国際大学）卒業，1997年米国コロンビア大学公衆衛生大学院修士課程修了．専門は医療関連感染対策．2003年 CBIC (Certification Board of Infection Control and Epidemiology) による CIC (Certification in Infection Prevention and Control) 取得．著書に『基礎から学ぶ医療関連感染対策』（南江堂），『感染予防のためのサーベイランス Q&A』（日本看護協会出版会）など．子供2人と猫1匹を育てている．
ブログ「感染予防 inch by inch」 http://blog.goo.ne.jp/fumienum

---

**感染対策40の鉄則**

| | |
|---|---|
| 発　行 | 2016年9月15日　第1版第1刷ⓒ |
| | 2020年11月1日　第1版第4刷 |
| 著　者 | 坂本史衣 |
| 発行者 | 株式会社 医学書院 |
| | 代表取締役　金原　俊 |
| | 〒113-8719　東京都文京区本郷1-28-23 |
| | 電話　03-3817-5600（社内案内） |
| 印刷・製本 | 三美印刷 |

本書の複製権・翻訳権・上映権・譲渡権・貸与権・公衆送信権（送信可能化権を含む）は株式会社医学書院が保有します．

ISBN978-4-260-02797-7

本書を無断で複製する行為（複写，スキャン，デジタルデータ化など）は，「私的使用のための複製」など著作権法上の限られた例外を除き禁じられています．大学，病院，診療所，企業などにおいて，業務上使用する目的（診療，研究活動を含む）で上記の行為を行うことは，その使用範囲が内部的であっても，私的使用には該当せず，違法です．また私的使用に該当する場合であっても，代行業者等の第三者に依頼して上記の行為を行うことは違法となります．

[JCOPY] 〈出版者著作権管理機構　委託出版物〉
本書の無断複製は著作権法上での例外を除き禁じられています．複製される場合は，そのつど事前に，出版者著作権管理機構（電話 03-5244-5088，FAX 03-5244-5089，info@jcopy.or.jp）の許諾を得てください．

# 序文

　医療機関で行う感染対策を成功に導くには，「何を行うか」(What)と「どう行うか」(How)の二側面について検討する必要があります．前者はガイドラインや法律である程度明確にされており，おおむねコンセンサスも得られていますが，後者については正答がありません．例えば，「手指衛生を推進すること」(What)については，有力な専門機関が推奨していることもあり，異議を唱える人はほとんどいないでしょう．一方で，「手指衛生を推進する方法」(How)は医療機関の機能，規模，マンパワー，方針，感染対策の体制などにより，幾通りも考えられます．そのため"What"はわかっていても，"How"で迷う感染対策担当者は多いと思います．

　しかし，筆者にはHowについて述べることにも，それを他者に尋ねることにもためらいがあります．さまざまな選択肢があるなかで，相手の状況もよく知らずに個人的見解や経験を語ることは，時に相手を思考停止に陥らせることがあるからです．Howは感染対策担当者の力量が最も試される部分であり，その力量は人から一方的に受けるものではなく，生涯にわたり勉強を続け，経験を積み上げることで獲得するものだというのが筆者の考えです．

　ですから本書はノウハウ本ではありません．しかし，Howを生み出すために役立つ視点や考え方を紹介することで，感染対策の進め方に悩む同業者の役に立つことができるのではないかと思い，このたびそれらを「40の鉄則」としてまとめました．鉄則とは，変えてはいけない厳しい決まりを意味しますが，これらはすべて筆者にとっての鉄則，すなわち感染対策を成功させるために自身が忘れてはならないルールのようなものです．これらの鉄則には即効性はありません．しかし，感染対策を含む医療の質の改善は時間を要するものです．その過程に作用する触媒として，本書が少しでも役立てば大変うれしく思います．

　本書が完成するまでには多くの方の理解と協力がありました．まず，医学書院の西村僚一氏からは，読みやすい書籍となるためのさまざまなアイディアをいただきました．また，制作にあたっては同社の野中久敬氏に大変お世話になりました．この場を借りて厚くお礼を申し上げます．さらに，夜な夜な作文を書いている筆者を励ましてくれた子どもたち，校正刷の上にどっしりと横たわって気分転換に協力してくれた猫1匹にも深謝します．そして，ここで紹介する40の鉄則ができるまでには数多くの失敗や試行錯誤がありました．しかしそれに喜んで，あるいはしぶしぶながらでも付き合ってくれた数多くの聖路加国際病院の職員には感謝してもしきれません．これからも試行錯誤は続き，新たな鉄則が生まれることでしょう．いつかそれらを加えた50の鉄則をご紹介できる日を目指してこれからも頑張りたいと思います．

2016年8月吉日

坂本史衣

# 目次 CONTENTS

## 第1章 標準予防策の評価と改善　　1

- 1-1　『本当の』手指衛生実施率の評価（1）　　2
- 1-2　『本当の』手指衛生実施率の評価（2）　　7
- 1-3　手指衛生実施率の改善（1）　　10
- 1-4　手指衛生実施率の改善（2）　　12
- 1-5　手指衛生実施率の改善（3）　　14
- 1-6　手指衛生実施率の改善（4）　　17
- 1-7　手指衛生実施率の改善（5）　　19
- 1-8　個人防護具の活用（1）　　22
- 1-9　個人防護具の活用（2）　　25

## 第2章 医療関連感染の情報収集と活用　　29

- 2-1　効果的な感染対策の見つけ方（1）　　30
- 2-2　効果的な感染対策の見つけ方（2）　　33
- 2-3　効果的な感染対策の見つけ方（3）　　37
- 2-4　効果的な感染対策の見つけ方（4）　　40
- 2-5　効果的な感染対策の見つけ方（5）　　43
- 2-6　効果的な情報の活用（1）　　46
- 2-7　効果的な情報の活用（2）　　50

## 第3章 日常使いの疫学・統計学　　55

- 3-1　感染リスクを表す指標　　56
- 3-2　オッズ比と相対リスク　　62
- 3-3　有病率の活用　　66
- 3-4　サーベイランスデータの要約　　69

| 3-5 | 迅速診断検査結果の捉え方 | 75 |
| 3-6 | 医療器具使用比と医療器具平均留置日数 | 78 |

# 第4章　感染対策の効果を引き出す　85

| 4-1 | 感染経路別予防策の組み立て方 | 86 |
| 4-2 | 感染経路別予防策の選び方 | 90 |
| 4-3 | 感染経路別予防策の情報共有 | 93 |
| 4-4 | ケアバンドルの実践 | 97 |
| 4-5 | 手術部位感染予防に直結する対策 | 102 |
| 4-6 | 感染を予防するマニュアルの特徴 | 106 |
| 4-7 | 感染を予防するマニュアルの活用 | 110 |

# 第5章　病原体の伝播を阻止する　115

| 5-1 | 薬剤耐性菌のアウトブレイクにおける環境培養 | 116 |
| 5-2 | 薬剤耐性菌のアウトブレイク対応 | 120 |
| 5-3 | *Clostridium difficile* 感染症対策（1） | 123 |
| 5-4 | *Clostridium difficile* 感染症対策（2） | 125 |
| 5-5 | ノロウイルス感染症対策 | 128 |
| 5-6 | 結核対策 | 130 |

# 第6章　医療関連感染予防における多部門連携　133

| 6-1 | 輸入感染症への備え | 134 |
| 6-2 | 購買部門との連携 | 140 |
| 6-3 | 医療現場における食品衛生 | 143 |
| 6-4 | 清掃の質の評価と改善 | 145 |
| 6-5 | 感染性廃棄物のリスク管理 | 149 |

索引　155

# 鉄則一覧

## 第1章 標準予防策の評価と改善

**鉄則1** 手指衛生消毒薬の使用量から手指衛生実施率を知ることはできない．
▶▶▶P2

**鉄則2** 観察者が姿を隠すことで，普段の実施率を測定できる．
▶▶▶P7

**鉄則3** 手指衛生の知識＝実践ではない．
▶▶▶P10

**鉄則4** 実施率を上げるには，手指衛生設備へのアクセス改善が必須である．
▶▶▶P12

**鉄則5** 「自分たちの実施率は高いはず」という臨床現場の誤認が解けると改善が始まる．
▶▶▶P14

**鉄則6** 手指衛生に関する些細な誤解や不便さを解消すると実施率が上昇する．
▶▶▶P17

**鉄則7** 組織のリーダーシップと安全文化が，実施率の伸びしろを決定する．
▶▶▶P19

**鉄則8** 個人防護具の使用を推進するには，「どう使うか」に加えて「なぜ使うか」を説明する．
▶▶▶P22

**鉄則9** 場面ごとに着用必須のPPEを指定すると着用率が上昇する．
▶▶▶P25

## 第2章 医療関連感染の情報収集と活用

**鉄則10** 古いガイドラインではなく，最新の科学的知見を参考にする．
▶▶▶P30

**鉄則11** 積極的に英文情報を読むと感染対策の選択肢や判断材料が増える．
▶▶▶P33

**鉄則12** ガイドラインに書かれた感染対策を推進する前に，その推奨度と根拠を確認する．
▶▶▶P37

**鉄則13** 代用のアウトカムで評価された感染対策にとびつかない．
▶▶▶P40

**鉄則14** サーベイランスデータの前後比較だけでは，感染対策を評価できない．
▶▶▶P43

| 鉄則 15 | 医療機関，地域，国における HAI の全体像を可視化することが急務である． ▶▶▶P46 |
| 鉄則 16 | 感染対策担当者の信頼性と納得性が高まると組織に変化を起こすことができる． ▶▶▶P50 |

## 第3章　日常使いの疫学・統計学

| 鉄則 17 | HAI リスクを表す疫学的指標を活用すると，サーベイランスデータの使い道が広がる． ▶▶▶P56 |
| 鉄則 18 | オッズ比と相対リスクの違いを知ると，論文から感染リスクや対策の効果について正確な情報を得ることができる． ▶▶▶P62 |
| 鉄則 19 | 耐性菌の伝播を防ぐには，保菌圧の高い病棟をタイムリーに把握し，介入する． ▶▶▶P66 |
| 鉄則 20 | サーベイランスデータは，明確なメッセージが伝わる図表にまとめる． ▶▶▶P69 |
| 鉄則 21 | 迅速診断検査結果が陰性であることを理由に感染対策を解除してはならない． ▶▶▶P75 |
| 鉄則 22 | 医療器具の長期留置に伴う感染リスクを評価するには，医療器具使用比ではなく，平均留置日数を使う． ▶▶▶P78 |

## 第4章　感染対策の効果を引き出す

| 鉄則 23 | 感染経路別予防策は，感染症の疫学的特徴に合わせてカスタマイズする． ▶▶▶P86 |
| 鉄則 24 | 感染症の主要な感染経路に合った感染経路別予防策を選択する． ▶▶▶P90 |
| 鉄則 25 | 実施中の感染経路別予防策は，職種や部門間で情報共有する． ▶▶▶P93 |
| 鉄則 26 | ケアバンドルの実践には，医療チームの相互支援を活用する． ▶▶▶P97 |
| 鉄則 27 | 術後ではなく，術前と術中の SSI リスクを優先的に改善する． ▶▶▶P102 |
| 鉄則 28 | 感染対策マニュアルには，実行可能で効果的な具体策を掲載する． ▶▶▶P106 |
| 鉄則 29 | 感染対策はさまざまな媒体を活用して周知し，実施率を評価する． ▶▶▶P110 |

## 第5章　病原体の伝播を阻止する

**鉄則30** 「なんとなく」行ったスクリーニング培養検査の結果は，感染源を見誤らせる． ▶▶▶P116

**鉄則31** 環境消毒と接触予防策を指示しただけでは，アウトブレイクの終息は期待できない． ▶▶▶P120

**鉄則32** *C.difficile* 感染症対策推進にあたり「抗菌薬は必要だから予防は無理」への反証を準備する． ▶▶▶P123

**鉄則33** CDI 対策は検査結果を待たずに開始する． ▶▶▶P125

**鉄則34** 嘔吐物処理キットの使い方が万全なだけでは，二次感染予防は難しい． ▶▶▶P128

**鉄則35** 接触者健診（事後対応）だけでなく，曝露の要因を取り除く作業（事前対応）が結核感染を予防する． ▶▶▶P130

## 第6章　医療関連感染予防における多部門連携

**鉄則36** 輸入感染症に備えるには，患者が突然受診した場合を想定した多部門合同の訓練を繰り返す． ▶▶▶P134

**鉄則37** 物品の採用や再処理について，感染予防に配慮した基準に基づいて決定する仕組みを構築する． ▶▶▶P140

**鉄則38** 各医療現場のキッチンにおける食品衛生管理には，厨房と同等の厳しさが求められる． ▶▶▶P143

**鉄則39** 清掃の質管理は，外部委託業者に任せきりにしない． ▶▶▶P145

**鉄則40** 感染リスクとなりうる廃棄物の取り扱いを把握し，改善する． ▶▶▶P149

## COLUMN

| | |
|---|---|
| 手指衛生のはなし（1）手指衛生はなぜ全患者に行うか | 6 |
| 手指衛生のはなし（2）微生物は手の皮膚面で何分間生存できる？ | 9 |
| 手指衛生のはなし（3）手指衛生の効果（家庭） | 13 |
| 手指衛生のはなし（4）accountability（責任を負うこと） | 21 |
| 手指衛生のはなし（5）処置やケアの前には | 24 |
| 比，割合，率の違いを知ろう | 27 |
| 手指衛生のはなし（6）手指衛生の効果（サウジアラビア） | 32 |

| | |
|---|---|
| 連続型データと離散型データ | 36 |
| 手指衛生のはなし(7) 手指衛生の効果(最初で最後のRCT) | 39 |
| 手指衛生のはなし(8) 手指衛生の効果(スイス) | 45 |
| 手指衛生のはなし(9) 高頻度接触環境表面の清掃 | 53 |
| 搾乳の取り違えによる感染予防 | 54 |
| 手指衛生のはなし(10) アクセスを改善すると実施率が上昇する | 68 |
| 手指衛生のはなし(11) 手指衛生の効果(初期のエビデンス) | 77 |
| 発生率と有病率 | 81 |
| データの中心と広がりの指標 | 82 |
| 感染経路 | 83 |
| 軟性内視鏡の感染対策を標準化する | 114 |
| 建築・改築工事に求められる感染対策 | 153 |

装丁:遠藤陽一(デザインワークショップジン)

第 **1** 章

# 標準予防策の評価と改善

- ◇ 手指衛生をはじめとする標準予防策は，最も基本的かつ重要な感染対策だと考えられています．
- ◇ 皆さんは，標準予防策の実施状況をどのように評価し，改善していますか．また，標準予防策を推進するのにどのような困難を感じていますか．
- ◇ 本章では，標準予防策の実施状況を評価し，改善するための鉄則を紹介します．

## 1-1 『本当の』手指衛生実施率の評価(1)

> **鉄則 1**
> 手指衛生消毒薬の使用量から手指衛生実施率を知ることはできない.

### 1 背景 background

◇石鹸と流水による手洗いや消毒薬によって手指を清潔に保つことを手指衛生といいます．手指衛生は，汚染された手を介して病原体が患者-患者間，患者-医療者間で伝播するのを防ぐための最も基本的かつ重要な対策です．

◇手指衛生を行う機会やその方法については，世界保健機関（WHO：World Health Organization）や米国疾病対策センター（CDC：Centers for Disease Control and Prevention）などの国際的な専門機関が発行するガイドラインで詳細に解説されています．これらのガイドラインに沿って手指衛生がベッドサイドで実施されているかモニタリングし，その実施率を改善することは，医療関連感染を予防するためには必須だといえます．

◇手指衛生実施率を評価する手法（表1）として，WHOは観察者の姿が目立たない直接観察法（UDO：unobtrusive direct observation）をゴールドスタンダードとしています．UDOは，第三者が医療現場で職員の行動を直接観察し，「手指衛生が必要とされる機会数」に占める「手指衛生が実施された機会数」の割合を求めて評価する方法です．

◇一方で，手指消毒薬の使用量や供給量を計測する方法は，時間や労力が比較的かからないことから，多くの病院で取り入れられています．手指消毒薬の使用量は，一定期間に使用（または供給）された手指消毒薬を同じ期間の患者日数で除して，1,000患者日数あたりの使用量や1患者1日あたりの使用量として求めることが一般的です．

## 表1 手指衛生モニタリングの方法

| | 方法 | 長所 | 短所 |
|---|---|---|---|
| 医療現場における直接観察 | 1. 感染対策担当者などの第三者が観察対象となる部門に出向き、職員の手指衛生行動を直接観察する（観察される職員は、観察されていることを知っている）<br>2. 覆面の観察者が、観察対象となる部門において、職員の手指衛生行動を直接観察する（観察される職員は誰が観察者であるか知らない）<br>指標：手指衛生実施率(%)＝<br>手指衛生を実施した機会数÷手指衛生を要した機会数×100 | ・手指衛生の機会を多数観察できる<br>・職員ごとに手指衛生の方法やタイミングを評価し、その場で行動修正のためのフィードバックができる<br>・ホーソン効果(p7参照)を活用して手指衛生を推進できる | ・ホーソン効果により、実施率を実際より高く見積もる可能性がある<br>・方法2では、観察者であることを長期間隠し続けるのが難しい<br>・観察する部門、時間帯が制限される<br>・マンパワーを要する |
| ネットワークカメラによる直接観察 | ・ネットワークカメラで手指衛生行動を確認する<br>指標：手指衛生実施率(%)＝<br>手指衛生を実施した機会数÷手指衛生を要した機会数×100 | ・手指衛生の機会を多数観察できる<br>・観察者の姿が見えないので、ホーソン効果を避けることができる<br>・録画すれば複数の部門や時間帯を観察できる<br>・職員ごとに手指衛生の方法やタイミングを評価し、行動修正のためのフィードバックができる | ・職員や患者のプライバシーに配慮する必要がある（画像は限られた担当者が限られた場所で閲覧することや、職員や患者に対してモニタリングの目的を説明するなどの対応が必要）<br>・医療機関の組織風土によっては「見られていること」に抵抗感を感じる職員が多い<br>・ネットワークカメラの設置に初期投資が必要で、その後もメンテナンスを要する<br>・マンパワーを要する |
| 自動計測装置を用いた直接観察 | ・職員が身に付けるバッジやブレスレットに埋め込まれたセンサーと、病室出入口の手洗い用石鹸・アルコール性手指消毒薬ディスペンサーなどに設置されたセンサー間で赤外線や電波の送受信を行うことにより、手指衛生を要した機会数と実施した機会数が電子的に記録される<br>・手指衛生を要する機会が発生してから一定時間以内に手指衛生を実施しなかった場合に、ブザーやライトで職員に手指衛生を促すリマインダー機能をもつ製品もある<br>指標：手指衛生実施率(%)＝<br>手指衛生を実施した機会数÷手指衛生を要した機会数×100 | ・観察者の姿が見えないので、ホーソン効果を避けることができる<br>・さまざまな部門、時間帯において、患者エリアに出入りする際の手指衛生実施率を評価できる<br>・職員別、部署別の実施率を自動的に集計できるため、マンパワーが削減できる<br>・リマインダー機能が活用できる製品もある | ・患者エリア内で生じるさまざまな手指衛生の機会における手指衛生については評価が難しい<br>・手指衛生の手技は確認できない<br>・製品により位置情報が不正確に記録されるなど、精度が低いという報告がある<br>・職員のプライバシーへの配慮が必要<br>・機材の購入やネットワークの設置に初期投資が必要であり、その後も電池交換などの定期的なメンテナンスを要する<br>・人による直接観察に比べて、経済的かどうかは不明 |

（つづく）

表1 手指衛生モニタリングの方法(つづき)

| | 方法 | 長所 | 短所 |
|---|---|---|---|
| 手指消毒薬使用量の測定 | ・各部門に供給または使用された一定期間の手指消毒薬使用量を測定する<br>**指標1**：病棟における一定(1,000, 10,000 など)の患者日数あたりの手指消毒薬使用量<br>・一定期間に供給された，または実際に使用した手指消毒薬(mL)÷分子と同期間の延べ患者日数×$10^n$<br>**注**：定数を用いず，1患者1入院日あたりの手指消毒薬使用量を計算してもよい<br><br>**指標2**：外来における一定(1,000, 10,000 など)の受診患者数あたりの手指消毒薬使用量<br>・一定期間に供給された，または実際に使用した手指消毒薬(mL)÷分子と同期間の外来患者数×$10^n$<br>**注**：定数を用いず，1回の受診あたりの手指消毒薬使用量を計算してもよい | ・マンパワーを節約できる<br>・観察者の姿が見えないので，ホーソン効果を避けることができる | ・手指消毒薬の使用量から実際の手指衛生実施率を評価することが困難<br>・手指衛生の手技は確認できない |

◇手指消毒薬の使用量で手指衛生の実施状況を評価したい場合，次の2点について考える必要があります．
　①手指消毒薬の使用量と手指衛生実施率の間には相関，すなわち一方が上昇すると他方も上昇するという関係があるのか．
　②手指消毒薬の使用量から実際の実施率を推定できるのか．

◇仮に①への回答が"Yes"（手指消毒薬の使用量と手指衛生実施率は相関している）とすると，手指消毒薬使用量は手指衛生実施率の間接的な評価指標として有用ということになります．しかし，過去に発表された論文を読む限り，そうとはいい切れません．例えば，手指消毒薬の使用量が10倍に増加した施設では，手指衛生実施率が10%から85%に上昇したという報告がある一方で，まったく関連がなかったという報告も複数あります．そもそもこの点について検討した論文の数が少ないため，何ともいえない状況です．

◇また②に関して，例えば手指消毒薬の使用量が 1,000 患者日数あたり 100 L のときは手指衛生実施率が 60％程度，150 L になると 80％程度などと推定することはできないので，②への回答も "No" ということになります．

◇手指衛生の実施状況を評価するために手指消毒薬の使用量のモニタリングを行うことがまったく無意味ということではありません．使用量が増加している場合，具体的な実施率はわからないにしても，実施率が上昇している可能性は否定できません．ただし，使用量は，誰が，いつ，どのように手指衛生を実施しているのか教えてはくれません．極端な話ですが，期限切れのボトルの中味を廃棄した場合でも，職員よりも患者や家族の使用頻度が高い場合でも，「使用量が増加」したという評価が得られます．また，外来診察中に患者に触れる機会が少ない診療科は，手指衛生実施率が 100％でも，手指消毒薬の使用量はわずかです．そのため，使用量を診療科同士で比較した場合，あたかも手指衛生を実施していないかのような誤った印象を与えてしまうことになります．

## 2 解説 discussion

◇手指衛生のモニタリングにはさまざまな方法があり，それぞれに長所と短所があります（表 1）．そのなかから，できるだけ真実に近い手指衛生実施率を評価できる方法を選択する必要があります．唯一の正しい方法はありませんが，1 ついえることは，手指消毒薬の使用量だけを見ていても，手指衛生実施率を知ることは難しいということです．

◇実際にベッドサイドでどの程度確実に適切な手指衛生が実施されているのか評価することは実はとても難しいのですが，工夫できることもあります．この点については引き続き次項 1-2 でも取り上げます．

## 3 まとめ conclusion

- 手指衛生のモニタリングにはさまざまな方法があり，それぞれに長所と短所がある．
- 手指消毒薬の使用量と手指衛生実施率の間には相関があるとはいえず，手指消毒薬の使用量から実際の実施率を推定することもできない．
- ベッドサイドでどの程度確実に適切な手指衛生が実施されているのか評価するのは簡単なことではないが，工夫できることもある．

**参考文献**

1) Boyce JM, Pittet D. Guideline for Hand Hygiene in Health-Care Settings. Recommendations of the Healthcare Infection Control Practices Advisory Committee and the HICPAC/SHEA/APIC/IDSA Hand Hygiene Task Force. MMWR 51(RR16): 1-44, 2002
2) WHO Guidelines on Hand Hygiene in Health Care (revised Aug 2009). http://www.who.int/gpsc/en/ [2014.8.26]
3) WHO. Hand Hygiene Technical Reference Manual. http://whqlibdoc.who.int/publications/2009/9789241598606_eng.pdf
4) WHO. Systematic literature review of automated/electronic systems for hand hygiene monitoring; Preliminary results. http://www.who.int/gpsc/5may/automated-hand-hygiene-monitoring.pdf
5) Boyce JM, Ligi C, Kohan C, et al. Lack of association between an increased incidence of Clostridium difficile-associated disease and the increasing use of alcohol-based hand rubs. Infect Control Hosp Epidemiol 27: 479-483, 2006
6) Eckmanns T, Schwab F, Bessert J, et al. Hand rub consumption and hand hygiene compliance are not indicators of pathogen transmission in intensive care units. J Hosp Infect 63: 406-411, 2006
7) van de Mortel T, Murgo M. An examination of covert observation and solution audit as tools to measure the success of hand hygiene interventions. Am J Infect Control 34: 95-99, 2006
8) Marra AR, Moura DF Jr, Paes AT, et al. Measuring rates of hand hygiene adherence in the intensive care setting: a comparative study of direct observation, product usage, and electronic counting devices. Infect Control Hosp Epidemiol 31: 796-801, 2010
9) Muller A, Denizot V, Mouillet S, et al. Lack of correlation between consumption of alcohol-based solutions and adherence to guidelines for hand hygiene. J Hosp Infect 59: 163-164, 2005

---

## 手指衛生のはなし(1) 手指衛生はなぜ全患者に行うか

■ 手指衛生を行わない場合,患者から医療者に伝播する可能性のある微生物/感染症は以下のうちどれか?

| A. 単純ヘルペスウイルス | D. B型肝炎ウイルス |
|---|---|
| B. MRSA(メチシリン耐性黄色ブドウ球菌) | E. A～Dのすべて |
| C. RSウイルス | |

正解:E

■ 患者がもつあらゆる微生物/感染症を検査で明らかにすることはできません.手指衛生は,全患者を対象に行う必要があります.

1) Institute for Healthcare Improvement. How-to Guide: Improving Hand Hygiene. A Guide for Improving Practices among Health Care Workers. http://www.ihi.org/resources/Pages/Tools/HowtoGuideImprovingHandHygiene.aspx [2015.8.3]

## 1-2 『本当の』手指衛生実施率の評価（2）

### 鉄則 2
観察者が姿を隠すことで，普段の実施率を測定できる．

### ❶ 背景 background

◇ 前項 1-1 で述べたように，手指衛生モニタリングの方法として，WHOは観察者の姿が目立たないUDO（直接観察法）をゴールドスタンダードとしています．そのため，これまで特に欧米の病院の多くは，この方法を取り入れてきました．しかし近年，観察対象者から観察者の姿が見えているときには，手指衛生実施率を実際よりも高く見積もる可能性があることが指摘されています．

◇ 例えば，手指衛生ディスペンサーのそばに観察者の姿が見えた瞬間から，手指衛生実施率がそれ以前に比べて3倍増加したという報告や，観察者がいない場合の手指衛生は1時間あたり8回，観察者がいる場合は21回実施されたという報告があります．これは，職員が観察者に見られていることを意識することにより，普段よりも手指衛生を頻繁に行う「ホーソン効果」[注1] によるものと考えられています．

### ❷ 解説 discussion

◇ UDOで手指衛生のモニタリングを行う場合，観察者の姿が見えるときの実施率と見えないときの実施率には差がある可能性を念頭において，結果を評価する必要があります．そもそも，医療現場に観察者が赴いて行うUDOによって，実施率を把握できる時間帯や場所は限られています．例えば，このようなUDOで得られた平均的な手指衛生実施率が80％だった場合，果たして真夜中から明け方にかけての病棟や緊急入院患者を受け入れたときの集中治療室，検査を受ける患者で立て込む

---

注1　注目されたり特別な待遇を受けた人が期待に応えようと行動を変化させること．1950年代に米国シカゴにあった電機メーカーのホーソン工場で，生産性向上のために照明を明るくするなどの物理的，客観的介入を行ったが，介入を行った場合だけでなく行わない場合でも生産性は向上した．これは労働者が日常とは異なる実験的な環境で注目されていることを意識したためと考えられている．

外来でも同様に80%だといえるのか．もしそれが考えにくいなら，実態を反映していない過剰報告であることを疑う必要があります．

◇過剰報告を避けるためには，観察者の姿がまったく見えないUDO（p3の表1で紹介したネットワークカメラや電子機器を使ったモニタリング法）か，覆面の観察者[注2]の採用を検討します．いきなりネットワークカメラを設置するのが難しい場合は，市販のホームビデオカメラと三脚を使用する方法もあります．しかし常設されていないのでネットワークカメラに比べると，モニタリングを行っていることがスタッフに知られてしまう可能性は高くなります．覆面の観察者は通常，観察対象部門にとって部外者にあたる研修生や他部署の職員などが任命されますが，これが難しい場合は，次善の策として任命された対象部門のスタッフがさりげなく観察することも検討するとよいでしょう．いずれにしても，データの精度を高めるために，観察法のトレーニングを事前に行う必要があります．UDOの実施方法については，WHOの"Hand Hygiene Technical Reference Manual"[3]に詳しく解説されています．

◇どのUDOを選ぶにしても，ポイントは，「手指衛生実施率は観察方法によって変わる」ので「本当の実施率を把握するためには，職員の『いつもどおりの行動』をキャプチャーすることができる手段を考え，工夫する必要がある」ということです．

## 3 まとめ conclusion

- 医療現場に観察者が赴くUDOにより手指衛生のモニタリングを行う場合，ホーソン効果による過剰報告の可能性を念頭において，結果を評価する必要がある．
- 過剰報告を避けるためには，観察者が見えないUDO（ネットワークカメラや電子機器を使ったモニタリング法）を採用するか，覆面の観察者によるモニタリングを検討する．
- 手指衛生実施率は観察方法によって変わる．本当の実施率を把握するためには，職員の「いつもどおりの行動」をキャプチャーすることができる手段を考える必要がある．

注2　観察対象に観察者であることが知られていない人物．

### 参考文献

1) Srigley JA, Furness CD, Baker GR, et al. Quantification of the Hawthorne effect in hand hygiene compliance monitoring using an electronic monitoring system: a retrospective cohort study. BMJ Qual Saf 2014 Jul 7 [Epub ahead of print]
2) Hagel S, Reischke J, Kesselmeier M, et al. Quantifying the hawthorne effect in hand hygiene compliance through comparing direct observation with automated hand hygiene monitoring. Infect Control Hosp Epidemiol 23: 1-6, 2015
3) WHO. Hand hygiene technical reference manual: to be used by health-care workers, trainers and observers of hand hygiene practices. http://whqlibdoc.who.int/publications/2009/9789241598606_eng.pdf

## COLUMN

### 手指衛生のはなし（2）
### 微生物は手の皮膚面で何分間生存できる？

■ 患者やベッドサイドの環境によく見られる微生物は，手の皮膚面で何分間生存できるのでしょうか？

| | |
|---|---|
| ・黄色ブドウ球菌…150 分間 | ・緑膿菌…30～180 分間 |
| ・腸球菌…60 分間 | ・アシネトバクター属…150 分以上 |
| ・クレブシエラ属…120 分間 | ・ロタウイルス…最大 260 分 |
| ・大腸菌…6～90 分間 | ・インフルエンザウイルス…15 分間 |

■ 患者やベッドサイド環境との接触後に手指衛生を行わない場合，生存時間が延長し，細菌数も増加します．

1) Kampf G, Kramer A. Epidemiologic Background of Hand Hygiene and Evaluation of the Most Important Agents for Scrubs and Rubs. Clin Microbiol Rev 17: 863-893, 2004
2) Pittet D, Allegranzi B, Sax H, et al. Evidence-based model for hand transmission during patient care and the role of improved practices. Lancet Infect Dis 6: 641-652, 2006

## 1-3 手指衛生実施率の改善（1）

### 鉄則3
手指衛生の知識＝実践ではない．

### ❶ 背景 background

◇効果的な手指衛生の方法を指導するために，ブラックライト[注1]と蛍光塗料を使用することがあります．スタンダードな指導方法は，蛍光塗料を手指に塗布して手を洗い，ブラックライトを当てて光っている洗い残しの部分を確認するというものです．また，蛍光塗料を手指消毒薬に見立てて擦り込み，ブラックライトを当てて，光っていない擦り込み忘れの部分を確認する指導方法もあります．いずれも，洗い残しや擦り込み忘れの部分をビジュアルで確認できるので，指導の場は大いに盛り上がります．指導する側も，される側も，まるで明日から手指衛生が確実に実践されるような気分になります．

◇確かにこのブラックライトを用いた手指衛生指導は，正しい手洗いや手指消毒の手順を学ぶには有益です．しかし，手順を知っていることと，実践することは別の話と考えたほうがよいでしょう．つまり，ブラックライトを使った指導を繰り返すだけでは，手指衛生実施率の向上にはつながらない可能性があります．

### ❷ 解説 discussion

◇では，手指衛生実施率を上げるにはどうすればよいのでしょうか．米国の第三者医療機能評価機関であるジョイント コミッション（JC：Joint Commission）は「手指衛生を行わない根本原因トップ10」を挙げています（表1）．手指衛生実施率の向上には，これらの根本原因について現状を分析し，解決に向けて活動することが必要です．JCが紹介するこれらの根本原因解決のためのベストプラクティスや著者の経験については，次項 1-4 から紹介します．

---

注1 わずかに目で見える長波長の紫外線を放射する電灯．ブラックライトを当てた物体はそのなかに含まれる蛍光体だけが発光する．

表 1　手指衛生を行わない根本原因トップ 10

1. 手指消毒薬のボトルや手洗いシンクへのアクセスが悪い
2. 手指衛生実施率に関する正確なデータが頻回に収集も報告もされていない
3. 手指衛生に対する責任感(accountability)やタイムリーな指導が欠如している
4. 手指衛生の重要性を強調しない組織文化がある
5. 指導が不十分あるいは効果的ではない
6. 両手がふさがっていて手指衛生が行うことができない
7. 手袋の着用により手指衛生が阻害される
8. 手袋を着用していれば手指衛生が不要という認識がある
9. 失念してしまう
10. 注意散漫(他にやることがたくさんありすぎて手指衛生に集中できない)

## ３ まとめ conclusion

- ブラックライトを用いた手指衛生指導は，正しい手洗いや手指消毒の手順を学ぶには有益である．
- しかし，ブラックライトを使った指導を繰り返すだけでは，手指衛生実施率の向上にはつながらない可能性がある．
- 手指衛生実施率の向上には，非実施の根本原因を分析し，解決に向けて活動する必要がある．

**参考文献**

1) Hand Hygiene Project. Best Practices from Hospitals Participating in the Joint Commission Center for Transforming Healthcare Project, November 2010. http://www.hpoe.org/Reports-HPOE/hand_hygiene_project.pdf [2015.6.8]

## 1-4 手指衛生実施率の改善(2)

> **鉄則4**
> 実施率を上げるには,手指衛生設備へのアクセス改善が必須である.

### ❶ 背景 background

◇手指衛生実施率の改善を阻む大きな原因が手指消毒薬ボトルや手洗いシンクへのアクセスの悪さです.病院で働く職員,そのなかでも患者に接することが多い職員が手指衛生を行う必要がある機会は無数にあります.その都度,わざわざ遠くにある手指衛生設備(手指消毒薬ボトルや手洗いシンク)に行くことは大変な手間です.手間がかかることは往々にして省略される傾向があります.

### ❷ 解説 discussion

◇手指衛生実施率を改善するには,職員の行動範囲や動線上に手指衛生設備が設置されている必要があります.前項 1-3 で紹介したJCは,手指衛生設備へのアクセスを改善するためのベストプラクティスを紹介しています(表1).

◇筆者は,このうち特に1と2,つまり職員の動線上の目立つ場所に手指消毒薬のボトルを設置することが,実施率の上昇につながることを経験しています.例えば,病棟に出入りする医師,放射線技師,作業療法士,栄養士,薬剤師,搬送スタッフなどは,あらかじめ訪問先がわかって行動することが多い職種です.つまり,「これから522号室の田中さんの部屋に行く」というように,予定に基づく行動が可能なのです.このような職種は,患者エリアへの入退室時の手指消毒をその予定行動パターンに組み込んでしまえば,実施率は上がります.行動パターンに組み込まれるまでは,根気よくモニタリングと指導を繰り返す必要がありますが,いったん組み込まれてしまえば,何も考えずに出入りの際は手指衛生を行う行動が頻繁に見られるようになります.

◇一方,看護師は突然ナースコールで患者に呼ばれるなど,予定外の行動が多く発生する職種です.また,電子カルテにデータを入力しながら退室しつつ,次の患者の

#### 表1 手指消毒薬ボトルや手洗いシンクへのアクセス改善のためのベストプラクティス

1. 手指消毒薬のボトルは物陰に隠れないよう，目に入る位置に設置する
2. 職員の動きの動線上に設置する
3. 高頻度接触環境表面（電話，床頭台，医療機器など）の近くに設置する
4. 中味が空にならないよう補充するための運用を定める
5. ディスペンサーの種類（自動，手動）を使いやすいものに変更する
6. 職員にアクセスしやすい設置場所についてヒアリングを行う

検査準備を考えるなど，いわゆる同時並行で複数の仕事をこなす機会も多いのが特徴です．いい換えると，看護師は前項 1-3 で手指衛生の阻害要因として紹介した「注意散漫」が生じる機会が多い職種だといえます．看護師の動線上に手指衛生設備を置くことは非常に大切ですが，この職種へのアプローチとしてはそれだけでは不足です．看護師のような行動パターンをもつ職種への対策は次項 1-5 で取り上げます．

### ❸ まとめ conclusion

●手指消毒薬ボトルや手洗いシンクを職員の動線上に設置し，アクセスを改善すると手指衛生実施率が向上する．

#### 参考文献
1) Hand Hygiene Project: Best Practices from Hospitals Participating in the Joint Commission Center for Transforming Healthcare Project, November 2010. http://www.hpoe.org/Reports-HPOE/hand_hygiene_project.pdf [2015.6.8]

### 手指衛生のはなし（3） 手指衛生の効果（家庭）

- トイレの後や食事の前に，石鹸で手を洗っていますか．①トイレの後，②調理前，③食事前に石鹸と流水で手を洗うよう指導を受けた600世帯では，指導を受けなかった306世帯に比べ，5歳未満の子供における肺炎が50％減少し，15歳未満の子供における下痢が53％，とびひが34％減少しました．

1) Luby SP, Agboatwalla M, Feikin DR, et al. Effect of hand washing on child health: A randomised controlled trial. Lancet 366: 225-233, 2005

## 1-5 手指衛生実施率の改善（3）

> **鉄則 5**
> 「自分たちの実施率は高いはず」という臨床現場の誤認が解けると改善が始まる．

### ❶ 背景 background

◇筆者が手指衛生のモニタリングを開始して間もないころ，病棟の職員に対して実施率が40％台であることを報告したところ，看護師から「そんなはずはない．かなり頻繁に実施しているはずで，これ以上どうすればよいのか」と反論された経験が何度かあります．ちなみに医師は低い実施率に納得することが多く，職種により反応が異なりました．このように，臨床現場がイメージする手指衛生実施率と，実際にモニタリングで明らかになる実施率の間にはズレが存在することがあります．手指衛生実施率の改善には，感染対策担当者が報告する実施率と臨床現場の認識の間に大きなズレがないことが前提です．その前提が崩れると，協力が得られず改善が難しくなります．

### ❷ 解説 discussion

◇手指衛生実施率に関する認識と実際のズレをなくすためには，これまでの経験上，次の3つの方法が効果的でした．

#### ■ 手指衛生「実施」の判定基準を明確に定義して公開すること

・臨床現場は，手指衛生のモニタリング方法が適正であるかどうかを気にします．本当は実施しているのに，していないと判定されることをとても嫌がるのです．そのため，例えば当院では，手指衛生モニタリング用のマニュアルを作成し，一般的な手指衛生の手順や実施が必要とされる瞬間以外にも，参考文献を参照にしながら以下の事柄について細かく定めています．また，その内容をニュースレターなどの媒体で定期的に発信しています．
　→病棟や外来で患者エリアとは具体的にどこを指すのか（図1）
　→患者エリアに入る際に手指衛生を行った後，患者エリア内の高頻度接触環境表面（ベッド柵やリネン）に触れた場合，患者に触れる前に再度手指衛生が必要なのか

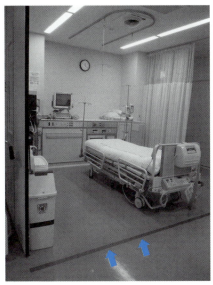

**図1　患者エリア**
ドアのない集中治療室では，患者エリアが感覚的にわかりにくいため，床にテープ（矢印）を貼って明確にした．この線をまたぐときが手指衛生を要する1つの機会と捉えられる．

→食事の配膳や下膳時など手にモノをもっている場合はいつ手指衛生を行うのか
→1つの患者エリアから出て手指衛生を実施し，すぐに次の患者エリアに入る場合は，再度手指衛生が必要なのか

### 2 臨床現場のスタッフに手指衛生のモニタリングを体験してもらうこと

・当院では，ネットワークカメラを用いた手指衛生のモニタリングを実施しているため，スタッフには自分の病棟の様子を実際に見てもらいました．横に座って録画された動画を見ながら，具体的に誰が，どのような場面で手指衛生実施率を実施していないかを説明すると，納得してもらえました．百聞は一見に如かず，です．ネットワークカメラを使っていない病院では，管理者自身あるいはスタッフが周囲に知らせることなくモニタリングを行うのがよいと思われます．そのような方法でモニタリングを行う場合は，日常的にモニタリングを行っている感染対策担当者があらかじめモニタリング法を指導するか，一緒にモニタリングを行うとよいでしょう．

### 3 患者や訪問者から医療従事者に手指衛生を行うよう声をかけてもらうこと

- WHOは，医療従事者の手指衛生を推進するために，患者や訪問者を巻き込むこと (patient involvement) が不可欠であるとしています．具体的には，自身に触れようとする医療従事者に対して，手指衛生を行うよう，患者自らが声に出すことを勧めています．そのためには，患者や訪問者に対して，医療関連感染予防における手指衛生の意義や手指衛生が求められるタイミングについてわかりやすく情報提供することが必要です．そして，医療従事者に手指衛生をするよう申し出ることには何の問題もなく，むしろそれが患者の権利であり，病院の方針として積極的にこのような取り組みを推進していることがわかるように，ポスター，パンフレット，動画などを用いて啓蒙を続けることが求められます．患者からの声かけは，医療従事者が手指衛生を実施していないことを気付かせるきっかけになります．
- 手指衛生実施率についていったん臨床現場に納得してもらえれば，その後は定期的に実施率をフィードバックし，改善状況をともに確認する継続的な取り組みが必要になります．

## ③ まとめ conclusion

- 臨床現場が実感している手指衛生実施率と，実際にモニタリングでわかる実施率の間にはズレが存在することがある．
- 手指衛生実施率の改善には，このズレを解消する必要があるが，そのためには次の3つの方法が効果的だと考えられる．
  ①手指衛生を「実施した」と判定する基準を明確に定義し，公開すること
  ②臨床現場のスタッフに手指衛生のモニタリングを体験してもらうこと
  ③患者や訪問者から医療従事者に手指衛生を行うよう声をかけてもらうこと

**参考文献**

1) WHO. Hand Hygiene Technical Reference Manual. http://whqlibdoc.who.int/publications/2009/9789241598606_eng.pdf [2015.8.4]
2) WHO. Guidance on Engaging Patients and Patient Organizations in Hand Hygiene Initiatives. http://www.who.int/gpsc/5may/Guidance_Organizations.doc
3) Berger Z, Flickinger TE, Pfoh E, et al. Promoting engagement by patients and families to reduce adverse events in acute care settings: a systematic review. BMJ Qual Saf 23: 548-555, 2014

## 1-6 手指衛生実施率の改善(4)

### 鉄則6
手指衛生に関する些細な誤解や不便さを解消すると実施率が上昇する．

### 1 背景 background

◇手指衛生に関するちょっとした誤解が手指衛生実施率の改善を阻んでいることがあります．代表的な誤解を以下に挙げてみます．
・手袋を着用してれば手指衛生を行う必要はない
・アルコール性手指消毒薬のほうが石鹸と流水による手洗いよりも手が荒れやすい
・手袋を消毒したり手袋の上から手を洗ったりすれば再利用可能だ
・病室の高頻度接触環境表面(ベッド柵やリネン)は退院清掃後には清潔であり，これらに触れた後に手指衛生は不要だ
・肉眼的汚染のない手はきれいだ

◇さらに，手指衛生に関するいくつかの不便さにより手指衛生が行いにくくなります．
・手指消毒薬の性状(ジェル，液状，泡)が好みに合わない
・ボトルやディスペンサーの使用方法が面倒(ポンプが片手では固くて押しにくい，片手で押してもノズルが長すぎて消毒薬が手のひらに乗らない，1回当たりの吐出量が少ないため複数回押す必要がある，など)
・乾燥するのに時間がかかり，手袋をすぐに着用できない
・手が荒れる
・近くに手指消毒薬や手洗い用シンクが設置されていない

### 2 解説 discussion

◇まず，手指衛生に関する誤解を解く方法には，例えば以下のような指導や情報提供が有効です．特に離職率の高い組織や中途採用を頻繁に行う組織では，指導や情報提供を定期的に実施する必要があります．
・手袋を取り外した後の手指の培養検査を行い，細菌コロニーを目視で確認してもらう

- ヒトの皮膚表面や乾燥した環境表面に存在する代表的な医療関連感染の起因菌の種類や生存期間に関するデータを提示する
- 手袋を取り外した後に手指衛生を行う必要があるとする科学的根拠を示す
- 手袋の再利用に伴う感染リスクを示す
〔➡コラム「手指衛生のはなし(1)〜(11)」参照（掲載頁は目次参照）〕

◇次に，手指衛生に関する不便さを解消する方法には，例えば以下があります．
- 性状が異なる手指消毒薬を導入する
- ボトルやディスペンサーの改善をメーカーに依頼する
- 接触予防策を実施している病室に入るときは，手指衛生→ガウン（エプロン）→手袋の順に着用し，手指が乾燥する時間を設ける
- 手荒れを予防するために皮膚保護剤やハンドクリームを導入したり，皮膚科にいつでも相談・受診できる体制を整える
- 手指衛生設備へのアクセスを改善する（ 1-4 参照）

## 3 まとめ conclusion

- 定期的な指導や情報提供により，手指衛生に関するちょっとした誤解を解いたり，手指衛生を行ううえでの不便さを解消したりすることが手指衛生実施率の向上につながる．

**参考文献**

1) Hand Hygiene Project: Best Practices from Hospitals Participating in the Joint Commission Center for Transforming Healthcare Project, November 2010. http://www.hpoe.org/Reports-HPOE/hand_hygiene_project.pdf [2015.6.8]

## 1-7 手指衛生実施率の改善（5）

> **鉄則7**
> 組織のリーダーシップと安全文化が，実施率の伸びしろを決定する．

### 1 背景 background

◇これまで述べてきた手指衛生実施率を改善するための方法に加えて，もう1つ重要な要因に，手指衛生に対する病院上層部の姿勢が挙げられます．

◇手指衛生は安全な医療を提供するための組織の最重要課題の1つであること，また，あらゆる職員に課せられた義務であり，非実施に対しては職種や役職を問わず個人の責任（アカウンタビリティ，accountability）が問われること．これらを病院長をはじめとする上層部があらゆる機会を利用して積極的に発信し，また病院の方針に盛り込むことが手指衛生実施率を伸ばすためには必要です．

◇感染対策担当者だけがいつも口を酸っぱくして「手指衛生をして下さい」と訴えるだけでは，十分な推進力にはなりません．また，職員の善意や誠実さ，組織への忠誠心のみに依存しても，いずれ壁にぶつかります．規模が大きく，機能が複雑な組織ほど，考え方，働き方が異なる多数の職員が勤務しています．それらすべての人が熱意をもって手指衛生に取り組むことを期待するのは現実的ではありません．

### 2 解説 discussion

◇組織のリーダーシップが手指衛生を推進している組織では，安全を重視する風土（安全文化）が育ちます．そのような環境では，手指衛生を行うことが常識になります．また，手指衛生を実施しなかった場合に，職場の同僚同士で注意し合える環境が生まれます．このような同僚からの圧力（peer pressure）は手指衛生の推進にきわめて有効です．

◇図1は，米国医療改善研究所（IHI：Institute for Healthcare Improvement）が作成した今日の医療機関に求められる医療関連感染（HAI：healthcare-associated

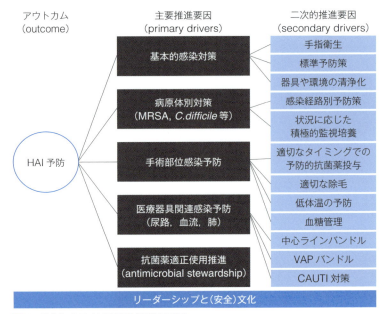

**図1 IHIによるHAI予防推進要因図**
VAP：ventilator-associated pneumonia，CAUTI：catheter-associated urinary tract infection.

infection）予防の取り組みを示す概念図です．「HAI予防推進要因図」（HAI Prevention Driver Diagram）と呼ばれるこの概念図は，医療機関がHAI予防というゴールに到達するための道筋や要因を視覚化しています．

◇図1にある「主要推進要因」（primary drivers）とはHAI予防に直接貢献する要因であり，「二次的推進要因」（secondary drivers）は，各主要推進要因を通してHAIというアウトカムを改善する可能性が高い有効な感染対策です．科学的知見が蓄積されるにつれ，5年後，10年後の主要推進要因や二次的推進要因は，現在示されているものとは変わる可能性があります．しかし，それらの土台として描かれている「リーダーシップと（安全）文化」は，HAI予防を推進するエンジンとして普遍的に存在するものです．

## 3 まとめ conclusion

- 組織の手指衛生実施率の伸び代を決める1つの重要な因子として，手指衛生に対する上層部の姿勢が挙げられる．
- 手指衛生実施率を伸ばすには，手指衛生は安全な医療を提供するための組織の最重要課題の1つであること，また，あらゆる職員に課せられた義務であり，非実施に対しては職種や役職を問わず個人の責任（アカウンタビリティ，accountability）が問われることを，病院長をはじめとする上層部があらゆる機会を利用して積極的に発信し，また病院の方針に盛り込むことが必要である．

#### 参考文献

1) Hand Hygiene Project: Best Practices from Hospitals Participating in the Joint Commission Center for Transforming Healthcare Project November 2010. http://www.hpoe.org/Reports-HPOE/hand_hygiene_project.pdf [2015.8.5]
2) WHO. Hand Hygiene Technical Reference Manual. http://whqlibdoc.who.int/publications/2009/9789241598606_eng.pdf [2015.8.5]
3) Institute for Healthcare Improvement. Changes to Prevent Healthcare-Associated Infections. http://www.ihi.org/resources/Pages/Changes/ChangestoPreventHAIs.aspx [2015.8.5]

### 手指衛生のはなし(4) accountability（責任を負うこと）

- 日本語の「責任」にあたる英語には，responsibility と accountability の2つがあります．前者には「責任を負う人」，後者には「責任を負うこと」を強調するニュアンスがあります．
- 80％以上の手指衛生実施率を維持する Cedars-Sinai メディカルセンターの管理者は次のように話しています．
「手指衛生については，職員1人ひとりに accountability があります．そのため，私たちの病院では，すべての職員に対し，手指衛生実施率が100％となるよう求めています．」
「管理者の姿勢が，職員の行動に影響を与えます．手指衛生が中核的な義務であることを明確に示すために，手指衛生を実施していない職員を見かけたら，立ち止まり，実施するよう指導しています．」

1) Hand Hygiene Project: Best Practices from Hospitals Participating in the Joint Commission Center for Transforming Healthcare Project November 2010. http://www.hpoe.org/Reports-HPOE/hand_hygiene_project.pdf [2015.8.3]

## 1-8　個人防護具の活用(1)

> **鉄則 8**
> 個人防護具の使用を推進するには,「どう使うか」に加えて「なぜ使うか」を説明する.

### ❶ 背景 background

◇素手での採血が当たり前だった一昔前に比べると，必要な場面で手袋を着用する医療従事者は増えました．ただ，使う人は増えても，「効果的な方法」で使う人が増えたとは限らない，というのが感染対策担当者の悩みどころです．以下は，せっかく着用した手袋の感染予防効果を損なう使い方の代表例です．
・清潔・無菌操作の際，手袋着用前に手指衛生を行わない．
・汚染された手袋を取り外した後に手指衛生を行わない．
・手袋の上から手指消毒または手洗いを行って手袋を再利用する．

◇このような使い方を避けるために，筆者は研修会などで職員に対し，「手袋を取り外した後も手指衛生は必要です」「手袋の上から消毒薬を塗ったり，石鹸で洗ったりして再利用してはいけません」と語ります．素直に聞き入れる職員もいますが，なかにはその根拠がわからないと協力する気にならない職員もいます．根拠を知っても協力しない職員もいますが，とりあえず素直に聞き入れてくれる職員と根拠がわかれば協力してくれる職員は味方につけたいものです．

### ❷ 解説 discussion

◇そのために，個人防護具(PPE：personal protective equipment)の活用を含め，感染対策について説明するときには，その根拠も合わせて説明します．ちなみに，根拠というのは著名な専門家が口にしたとか有名なガイドラインに書いてあるからということではなく，最新の研究発表や論文に基づく科学的根拠や(科学的根拠が不十分な場合は)理論的根拠，あるいは準拠すべき法規などのことです．くどくど説明する必要はありませんが，なぜそのように行う必要があるのか，簡単な注釈をつけるだけで説得力が高まります．

◇参考までに，①手袋を取り外した後に手指衛生が必要な根拠と，②手袋を再利用してはいけない根拠を説明した例文を紹介します．

## 1 手袋を取り外した後に手指衛生が必要とされる根拠

・手袋を取り外す際に手指が汚染される．
　→手袋を着用して耐性菌保菌患者に触れた医療者の約30％において，手袋を外した後の手が患者由来の耐性菌で汚染されていたという報告がある．
・手袋に生じたピンホールを通過した病原体で手が汚染される．
　→使用済み手袋の3～4％にピンホールが生じるという報告がある．

## 2 手袋を再利用してはいけない根拠

・石鹸や消毒薬で手袋を洗うと，手袋に多数のピンホール（微細な穴）が生じる．
　→ピンホールを通して，手が血液や微生物に汚染されるリスクが高まる．
・使用済みの手袋を洗っても，付着した微生物を十分に除去できない．
　→手袋を着用した手の上に1,000万cfu[注1]の細菌を塗布して手洗いを行ったところ，100～1,000cfuの細菌が検出されたとの実験結果がある．
・使用済みの手袋の再利用が，多剤耐性菌の伝播に関与したとの報告がある．

◇こういう身近な感染対策に関する小ネタ的な解説は，肩肘張らずに読めるので，意外と職員に喜ばれます．ちなみに筆者は以前，「手指衛生のはなし」というタイトルのコラムを定期的にメールで配信していました．その一部を本書にもコラムとして掲載しています（掲載頁は目次参照）．

### 3 まとめ conclusion

- 個人防護具を含め，感染対策について説明するときは，対策を行う方法に加えてその科学的根拠，（科学的根拠が不十分な場合は）理論的根拠，または準拠すべき法規も合わせて説明する．
- 長い説明は通常不要で，なぜそのようにする必要があるのか，簡単な注釈をつけるだけで説得力が高まる．

---

注1　cfu：colony forming unitの略．1つの細菌が二分裂増殖を繰り返し，やがて肉眼で見える1つのコロニーを形成する．1つのコロニーを1cfuと数えるため，cfuの数はもともと存在した細菌数とほぼ同じと考えてよい．

**参考文献**

1) Tenorio AR, Badri SM, Sahgal NB, et al. Effectiveness of gloves in the prevention of hand carriage of vancomycin-resistant Enterococcus species by health care workers after patient care. Clin Infect Dis 32: 826-829, 2001
2) Korniewicz DM, Laughon BE, Butz A, et al. Integrity of vinyl and latex procedures gloves. Nurs Res 38: 144-146, 1989
3) WHO. Report on the burden of endemic health care-associated infection worldwide. http://whqlibdoc.who.int/publications/2011/9789241501507_eng.pdf [2015.8.3]
4) CDC. Personal protective equipment. http://www.cdc.gov/oralhealth/infectioncontrol/faq/protective_equipment.htm#7 [2015.8.3]
5) Olsen RJ1, Lynch P, Coyle MB, et al. Examination gloves as barriers to hand contamination in clinical practice. JAMA 270: 350-353, 1993
6) Doebbeling BN, Pfaller MA, Houston AK, et al. Removal of nosocomial pathogens from the contaminated glove. Implications for glove reuse and handwashing. Ann Intern Med 109: 394-398, 1988
7) Maki DG, McCormick RD, Zilz MA et al. A MRSA outbreak in an SICU during universal precautions: new epidemiology for nosocomial MRSA [abstract 473]. Presented at the 30th Annual Meeting of the Interscience Conference on Antimicrobial Agents and Chemotherapy (ICAAC), Chicago, Illinois, October 21-24, 1990

## 手指衛生のはなし (5) 処置やケアの前には

- ヒトの皮膚 1 cm² 当たりの細菌数は以下のとおりです．処置やケアの前には，髪に触れないこと，手指衛生を行うことを実践しましょう．

| 頭皮：1,000,000 個 | 腹部：40,000 個 |
| 前腕：10,000 個 | 医療者の手指：40,000～500,000 個 |
| 腋窩：500,000 個 | |

- 処置やケアの前には，「髪に触れない」「手指衛生を行う」．

1) Boyce JM, Pittet D. Guideline for Hand Hygiene in Health-Care Settings. Recommendations of the Healthcare Infection Control Practices Advisory Committee and the HICPAC/SHEA/APIC/IDSA Hand Hygiene Task Force. Society for Healthcare Epidemiology of America/Association for Professionals in Infection Control/Infectious Diseases Society of America. MMWR Recomm Rep 51: 1-45, 2002

## 1-9 個人防護具の活用(2)

### 鉄則9

場面ごとに着用必須のPPEを指定すると着用率が上昇する.

### ❶ 背景 background

◇ 標準予防策の原則に基づくなら,手袋,ガウン,フェイスシールドなどのPPE(個人防護具)は,血液や体液に触れる可能性がある場面と,これらが飛散する場面で着用する必要があります(表1).

◇ では,職員が処置やケアの場面で,「今回は血液や体液に触れそうだから手袋をしておこう」「これは血液が飛散する可能性が高い処置だから手袋に加えてガウンとフェイスシールドも着用しよう」など,個別的に状況判断しながらPPEを選択しているかといえば,多くの場合,そうではありません.むしろ,特定の処置やケアの場面で「いつもつけている」PPEを深く考えずに手に取っています.つまり,標準予防策の原則というより,習慣に基づいてPPEを使用しているのが現実です.

◇ ですから,目視可能な血液飛散がたびたび生じる処置であっても,フェイスシールドを装着しない習慣が確立していれば装着せずに処置を行い,逆に目視可能な血液飛散がめったに起こらない処置であっても,万一に備えてフェイスシールドを装着する習慣が確立していれば,日常的に装着しているのが実情です.

◇ もちろん,職員に場面ごとの感染リスクを判断しながらPPEを選択してもらうのが理想的ですが,実際には困難です.なぜなら,1つには,医療現場では目に見え

表1 主なPPEの種類と着用目的

| 種類 | 着用目的 |
| --- | --- |
| 手袋 | 手の防護 |
| ガウン,エプロン | 皮膚および衣類の防護 |
| マスク | 口と鼻の粘膜の防護(N95微粒子用マスクは気道の防護) |
| ゴーグル | 目の粘膜の防護 |
| フェイスシールド | 顔面(特に顔,鼻,眼の粘膜)の防護 |

て血液や体液が飛散する場面というのはそれほど多くはないので，顔面や衣類を防護する必要がある場面が直感的にわかりにくいからです．もう1つは，忙しくていちいち判断していられないという事情もあります．

## ❷ 解説 discussion

◇以上を踏まえると，PPE に関するマニュアルには，標準予防策の原則や PPE の着脱手順にとどまらず，日常的に実施されるさまざまな処置やケアにおいて着用が求められる PPE の種類を具体的に示すことも必要です．

◇もちろん，着用が求められる PPE は病院で採用されていることが前提条件です．そして，それらの PPE は，必要時にすぐに使用できる場所に設置されているか，処置やケアの必要物品としてセット化されているかということも活用を推進するうえで重要な要素です．経済的な理由や「アットホームな雰囲気を壊す」といった理由で感染対策上必要な PPE の使用を否定するような同調圧力がある場合は，適切な人物による介入も考慮します．また，使用する必要がある PPE の種類については，最新の知見に照らし合わせて適切かどうか定期的に見直すことも必要です．

◇何度も PPE を使用するようにいっているのに，職員が協力してくれない場合，その理由を探る必要があります．職員自身がいつ，何を使えばいいのか自分で判断できず，そのため PPE を使用していないということは大いにあり得ます．PPE の使用を推進するには，標準予防策の原則に基づく「具体的な指示」が役立ちます．

## ❸ まとめ conclusion

● PPE の使用を推進するには，日常的に実施されるさまざまな処置やケアの場面において，標準予防策の原則に基づいて着用が求められる PPE の種類を具体的に示すとよい．

**参考文献**

1) Siegel JD, Rhinehart E, Jackson M, et al. 2007 Guideline for Isolation Precautions: Preventing Transmission of Infectious Agents in Healthcare Settings. http://www.cdc.gov/hicpac/pdf/isolation/Isolation2007.pdf

## COLUMN 比，割合，率の違いを知ろう（→本編 3-1 3-2 3-3 も参照）

- オッズ比，寄与危険割合，発生率，有病率などの指標には，「比」「割合」「率」という言葉が付いています．疫学上，これらは別ものであり，それぞれに定義があります．しかし，疫学の教科書や，疫学の専門機関であるWHOやCDCが発行する文書を読むと，本当は割合や比であるものが率と表現されているなど，これらの用語が必ずしも定義通りの使われ方をされているわけではありません．本書でもWHOやCDCの文書に準拠した用語の使い方をしており，指標について解説するときは，その分子と分母について明記するようにしました．とはいえ，「比」「割合」「率」の違いについて理解しておくことは重要なので，以下に説明します．

1) 比（ratio）
- 発生件数や頻度を表すaとbという2つの数字があった場合，aをbで割ったものが比です．通常，a/bで表され，単位はありません．比の例として，男女比，相対リスク，医療器具使用比などがあります．

2) 割合（proportion）
- 比の一種ですが，比と異なるのは分母の中に分子が含まれている点です．分子が分母（つまり全体）に占める大きさを表したものが割合です．a/(a+b)で表現されます．「割合」と「率」は厳密には違いますが，同義語のように使われることがあります．例えば，入院後初めてMRSA陽性となった患者が入院患者全体に占める割合は，正確には「MRSA陽性患者割合」ですが，「MRSA陽性患者発生率」と呼ばれることがあります．

3) 率（rate）
- 特定のリスク集団における，一定期間あたりの事象の発生件数，すなわち事象が発生するリスクを表したものが率です．率の分子と分母の観察期間は同じです．率は比でもあります．また，率は割合である場合もあれば，割合ではない場合もあります．ただし，率が比や割合と異なるのは，時間の要素が加味されている点です．例えば，1,000患者日数あたりの新規MRSA陽性患者発生率や，1,000中心ライン使用日数あたりの中心ライン関連血流感染発生率は率の一例であり，比でもあります．コラム（p81）で解説した発生率や有病率は率であり，割合でもあり，比でもあります．率は，一定期間当たりの事象の発生頻度なので，異なる場所，集団との比較が可能です．

1) Bonita R, Beaglehole R, Kjellstrom T. Basic Epidemiology, 2nd ed. WHO, Geneva, 2006
2) Centers for Disease Control and Prevention. Principles of Epidemiology in Public Health Practice, 3rd ed. http://www.cdc.gov/ophss/csels/dsepd/ss1978/

第2章

# 医療関連感染の情報収集と活用

◇ 医療関連感染対策に関する情報は巷に溢れています．感染対策担当者には，そのなかから質の高い，有益な情報を取捨選択するノウハウが求められます．

◇ 皆さんは感染対策を推進するために，日ごろどのような情報源にあたっていますか．情報の取捨選択に迷うことはありませんか．

◇ 本章では，情報収集・活用における鉄則を紹介します．

## 2-1 効果的な感染対策の見つけ方（1）

### 鉄則 10

古いガイドラインではなく，最新の科学的知見を参考にする．

### 1 背景 background

◇CDC が発行する各種感染対策ガイドラインは，全世界の医療機関が参考にしています．国内でも，日本語訳が出版され，広く活用されています．CDC ガイドラインは医療機関での実践が推奨される効果的な感染対策を選択する際にとても役立ちますが，残念なことに数年に1回のペースでしか改訂されません．そのため，発行から時間が経つと，ガイドラインの推奨事項が最新の科学的知見に合致しないことが起こりえます．もちろんこれは CDC ガイドラインに限ったことではありません．

◇例えば，CDC が 2003 年に発行した医療関連肺炎予防ガイドライン "Guidelines for Preventing Health-Care-Associated Pneumonia, 2003" では，誤嚥性肺炎のリスクが高い患者は，医学的に禁忌でない限り，頭部を 30～45°挙上することがカテゴリーⅡ[注1]で推奨されています．しかし，2011 年に発表されたシステマティックレビュー[注2]の結果，頭部挙上が人工呼吸器肺炎予防に有効との結論は得られませんでした[注3]．

◇また，CDC が 2011 年に発行した血管内留置カテーテル関連感染予防ガイドライン "Guidelines for the Prevention of Intravascular Catheter-Related Infections, 2011" では，成人における血流感染や静脈炎のリスクを低減するために，末梢静脈

---

注1 示唆に富む臨床研究または疫学研究，あるいは強力な理論的根拠により実践が推奨，または支持される対策
注2 一般的には，過去に発表された臨床試験を文献データベースなどから集め，研究の質の評価を行ったうえで統合し，評価する統計学的手法
注3 これらの対策を単独で実施した場合に効果が認められなかったという結論が得られただけであり，無効であるとの証明がなされたわけではありません．また，ケアバンドルのように他の対策と合わせて実施した場合の効果は評価していません．

カテーテルを72〜96時間間隔より頻繁に交換する必要はないことがカテゴリーIB[注4]で推奨されており、臨床的に必要と判断した場合にのみ交換することについては未解決であるとしています。ところが、ガイドラインが発行された年に、末梢静脈カテーテルを定期交換しても、臨床的な適応があった時点で交換あるいは抜去しても、静脈炎の発生頻度は変わらないとするランダム化比較研究[注5]の結果が発表されました。

◇1999年に発行され、2016年7月現在、改訂版がまだ発行されていないCDCによる手術部位感染ガイドライン"Guideline for Prevention of Surgical Site Infection, 1999"も同様です。例えばこのガイドラインでは、手術前夜の消毒薬によるシャワーか入浴がカテゴリーIBで推奨されていますが、2006年に発表されたシステマティックレビューの結果、4%クロルヘキシジンの使用が、石鹸あるいはシャワー浴を行わなかった場合に比べ、手術部位感染を有意に減少させるとの結論は得られませんでした。また、皮膚切開時に最高血中濃度または組織中濃度が保たれるタイミングで術前の予防的抗菌薬を経静脈投与することがカテゴリーIA[注6]で推奨されていますが、2013年に発表された大規模な後ろ向きコホート研究において、術前抗菌薬投与のタイミングと手術部位感染のリスクには関連を認めませんでした。

◇このように、CDCガイドラインは発行年以前に存在した科学的根拠に基づいて作成されるため、発行後に発表された研究により、その推奨事項が否定されてしまうことがあります。また、発行後にガイドラインには掲載されていない効果的な対策が明らかになることもあります。今回は日本の多くの医療機関が参照するCDCガイドラインを引き合いに出しましたが、他のガイドラインにも同じことがいえます。

---

注4　いくつかの実験的、臨床的、疫学的研究、強力な理論的根拠により支持され、実施が強く推奨される対策、あるいは限定的根拠により支持され認知されている対策

注5　研究対象を無作為に介入群と対照群の2群に分け（これをランダム化と言います）、介入群には評価対象となっている治療や予防策を行い、対照群には何も行わないか従来の治療や予防策を行い、その結果を評価する研究手法

注6　優れた研究デザインに基づいて実施された実験的、臨床的、疫学的研究結果によって強力に支持され、実施が強く推奨される対策

## ② 解説 discussion

◇感染対策の専門機関が発行するガイドラインを読むと，世の中で推奨されている対策の概要を把握することができます．ただ，効果的な感染対策を見つけ，選ぶためにはガイドラインだけでなく，論文や学会で発表される最新の科学的知見を知っておくことが必要です．具体的な感染対策の見つけ方，選び方については次項 **2-2** から取り上げます．

## ③ まとめ conclusion

- ガイドラインは発行年以前に存在した科学的根拠に基づいて作成されるため，発行後に発表された研究により，その推奨事項が否定されたり，効果的な対策が明らかになることがある．そのため効果的な感染対策を見つけ，選ぶためにはガイドラインを参考にすると同時に，論文や学会報告として発表される最新の科学的知見を知っておくことが必要である．

### 参考文献

1) Niël-Weise BS, Gastmeier P, Kola A, et al. An evidence-based recommendation on bed head elevation for mechanically ventilated patients. Crit Care 15: R111, 2011
2) Routine versus clinically indicated replacement of peripheral intravenous catheters: a randomized controlled equivalence trial. Lancet 380: 1066-1074, 2012
3) Webster J, Osborne S. Preoperative bathing or showering with skin antiseptics to prevent surgical site infection. Cochrane Database Syst Rev 19: CD004985, 2006
4) Hawn MT, Richman JS, Vick CC, et.al. Timing of Surgical Antibiotic Prophylaxis and the Risk of Surgical Site Infection. JAMA Surg 148: 649-657, 2013

### 手指衛生のはなし（6）手指衛生の効果（サウジアラビア）

■ サウジアラビアの350床の病院では，多面的介入により手指衛生実施率が38％（2006年）→ 65％（2010年）→ 85％（2011年）と上昇するに伴い，医療関連MRSA感染症（1,000患者日数対）は 0.4 → 0.1，人工呼吸器関連肺炎（1,000器具使用日数対）は 6.1 → 0.8，中心ライン関連血流感染（同上）は 8.2 → 4.8，カテーテル関連尿路感染（同上）は 7.1 → 3.5 に減少しました．

1) Al-Tawfiq JA, Abed MS, Al-Yami N, et al. Promoting and sustaining a hospital-wide, multifaceted hand hygiene program resulted in significant reduction in health care-associated infections. Am J Infect Control 41: 482-486, 2013

## 2-2 効果的な感染対策の見つけ方（2）

> **鉄則 11**
> 積極的に英文情報を読むと感染対策の選択肢や判断材料が増える．

### ❶ 背景 background

◇感染対策に関する最新の研究報告やガイドラインの大多数は，英語で発信されるといってよいでしょう．英語で情報発信するのは英語圏の人に限りません．日本人を含めて，あらゆる国の人たちが，国境を越えて情報を伝達するツールとして英語を活用しています．ですから，英語で発信される情報は何も北米や米国での出来事に限られるわけではありません．

◇研究論文の場合，最近は企業や学会が一部の抄録を翻訳し，ホームページや広報誌に掲載しています．これらの情報は大変有益ですが，必ずしも自分が必要とする情報が翻訳されているとは限りません．また，CDC ガイドライン以外の専門機関によるガイドライン（参考文献参照）については，日本語に翻訳されることは比較的まれです．海外の専門機関がメーリングリストやホームページ上で発信する情報についても，翻訳されるのはごく一部です．

◇感染対策について英語で発信される情報は，量，スピード，質のいずれも，日本語で発信される情報を圧倒しています．日本語情報だけに依存していると，四畳半の部屋にこもってラジオを聴く生活のように，感染対策の選択肢も判断材料もきわめて限定されます．いつまでも古いガイドラインに基づいて指導を行うことにもつながりかねません．そのことによる損をこうむるのは感染対策担当者ではなく，患者，家族，そして病院職員です．

### ❷ 解説 discussion

◇英語情報にアクセスすることを勧めると，英文を読むなど無理だという人がいます．しかし，筆者の同業者には，感染対策の領域で働くようになってから英語文献を読み始めた人が大勢います．元々英語が得意な人ばかりではありませんが，プロ

表1　英文情報の見つけ方

| | | |
|---|---|---|
| 1. | 海外の専門団体のメーリングリストから情報を得る | お勧めは以下の6つです．ガイドラインの発行・改訂，重要な研究結果，国際的に注目されている感染症の発生状況などの情報を定期的に，時には臨時で配信します．登録するには，それぞれのトップ画面の"subscribe"（申し込み）や"register"（登録）と書いてあるところをクリックします．メールに配信される情報のタイトルのなかから興味のあるものを選択してとりあえず記事を開いてみて下さい．抄録があれば抄録だけを，抄録がなければ記事の各パラグラフの冒頭と終わりを読めば，大まかに意味をつかむことができます．英文を読みなれていなければ，最初はインターネットの無料翻訳ソフトを使うか，辞書を引きながら読むことになりますが，解説文なので，文学的で難解な表現は通常使われません．慣れてくれば，辞書なしで読むこともできるようになります．<br><br>・MMWR（http://www.cdc.gov/mmwr/）…トップ画面のSubscribeをクリック<br>・ProMED-mail（http://www.promedmail.org/）…トップ画面のSubscribeをクリック<br>・Eurosurveillance（http://www.eurosurveillance.org/）…トップ画面のSubscribeをクリック<br>・Medscape Infectious Diseases（http://www.medscape.com/infectiousdiseases）…トップ画面のRegisterをクリック<br>・Sciencedaily Infectious Disease News（http://www.sciencedaily.com/news/health_medicine/infectious_diseases/）…トップ画面のSubscribeをクリック<br>・Infection Control Today（http://www.infectioncontroltoday.com/）…トップ画面のRegisterをクリック |
| 2. | PubMedを使って文献検索をする | 前述の「1」は受動的な情報収集の方法ですが，能動的に特定のテーマに関する研究報告について情報収集したい場合は，以下の代表的なサーチエンジンにキーワードを入力して文献検索を行います．検索でヒットした論文のタイトルを見て，求めている情報を提供してくれそうな論文の抄録を開きます．とりあえず研究目的と結果を読むだけでも十分です．<br><br>・PubMed（http://www.ncbi.nlm.nih.gov/pubmed）<br>・Google Scholar（http://scholar.google.co.jp/） |
| 3. | 専門誌の目次をのぞいてみる | 代表的な専門誌を挙げました．最新号の目次を眺めてみて，興味をひくタイトルがあればクリックして抄録を読みます．前述のとおり，とりあえず研究目的と結果を読むだけでも十分です．<br><br>・American Journal of Infection Control（AJIC）<br>　（http://www.ajicjournal.org/）<br>・Infection Control and Hospital Epidemiology（ICHE）<br>　（http://www.shea-online.org/JournalNews/ICHEJournal.aspx）<br>・Journal of Hospital Infection<br>　（http://www.journals.elsevier.com/journal-of-hospital-infection/）<br>・New England Journal of Medicine（Infectious Disease）<br>　（http://www.nejm.org/infectious-disease）<br>・The Journal of the American Medical Association（JAMA）Collections-Infectious Diseases<br>　（http://jama.jamanetwork.com/collection.aspx?categoryid=5702） |

（つづく）

（つづき）

| | | |
|---|---|---|
| 4. 専門機関の<br>ホームページ<br>をのぞいてみ<br>る | ・CDC　Healthcare-associated Infections（http://www.cdc.gov/hai/）…医療関連感染に関する情報が網羅されています．<br>・CDC　Epidemiology and Prevention of Vaccine-Preventable Diseases（Pink Book）（http://www.cdc.gov/vaccines/pubs/pinkbook/index.html）…ワクチンで予防可能な感染症に関する情報が網羅されています．<br>・WHO　Clean Care is Safer Care（http://www.who.int/gpsc/en/）…WHOによる手指衛生に関するサイトです． | |
| 5. 感染対策担当<br>者必携の図書<br>を参照する | ・Control of Communicable Diseases Manual…米国公衆衛生協会が発行する感染症別の対策マニュアルです．2016 年 7 月現在，第 20 版（2014 年発行）が最新です．日本語訳はありません．電子版は Apple store で購入できます．<br>・Red Book…米国小児学会による小児感染症の予防から治療までを網羅した書籍です．2016 年 7 月現在，2015 年発行の電子版が最も新しく（http://redbook.solutions.aap.org/redbook.aspx），日本語訳は 2013 年版が最新です． | |
| 6. 世界が注目す<br>るアウトブレ<br>イクに関する<br>情報を集める | 世界各国で発生する重大なアウトブレイクの第 1 報は「1」で紹介した MMWR や ProMED から発信されますが，その後の経過を詳しく知りたい場合は，次のサイトがお勧めです．（→ 6-1 も参照）<br>・WHO　Disease Outbreak News（http://www.who.int/csr/don/en/）<br>・CIDRAP　（http://www.cidrap.umn.edu/）<br>・CDC　Current Outbreak List（http://www.cdc.gov/outbreaks/） | |

意識の高さから，最新情報を得るために英語文献を読んでいます．医療機関で行う必要がある感染対策について，常に最新情報をもとに判断するプロフェッショナルであるためには，英語文献を避けて通ることはできません．表 1 を参考に英文情報に積極的に触れることを強くお勧めします．

## 3 まとめ conclusion

- 感染対策について英語で発信される情報は，量，スピード，質のいずれも，日本語で発信される情報を圧倒している．
- 日本語情報だけに依存していると，感染対策に関する選択肢や判断材料がきわめて限定される．表 1 を参考に英文情報に積極的に触れることを強く勧める．

### 参考文献

1) The Society for Healthcare Epidemiology of America. Compendium of Strategies to Prevent Healthcare-Associated Infections in Acute Care Hospitals. http://www.shea-online.org/PriorityTopics/CompendiumofStrategiestoPreventHAIs.aspx [2015.8.5]
2) Associations for Professionals in Infection Control and Epidemiology. Scientific guidelines. http://www.apic.org/Professional-Practice/Scientific-guidelines [2015.8.5]
3) Association of perioperative Registered Nurses. Guidelines for Perioperative Practice. http://www.aorn.org/guidelines/ [2015.8.5]

## COLUMN

 連続型データと離散型データ（➡本編 3-4 も参照）

- 疫学研究の対象となっている人や疾患の特徴で，測定可能なものを変数（variable）といいます．年齢，性別，感染症の有無などはすべて変数です．各変数について測定されるデータは，連続型データと離散型データに分類されます（表）．

**表 連続型データと離散型データの例**

| 種類 | 連続 | | 離散 | | |
|---|---|---|---|---|---|
| 変数<br>患者 | 体重<br>(kg) | 入院日数<br>(日) | 性別<br>0＝男性<br>1＝女性 | BMI<br>0＝18 未満<br>1＝18〜25<br>2＝25 以上 | 感染<br>0＝なし<br>1＝あり |
| A 氏 | 56.3 | 7 | 0 | 1 | 0 |
| B 氏 | 61.7 | 21 | 0 | 0 | 0 |
| C 氏 | 49.7 | 16 | 1 | 2 | 1 |

- 連続型データは，等間隔の単位が途切れることなく続くデータです．時間，長さ，重さに関するデータは連続型データです．連続型データは少数で表すことが可能です．また，平均値などを計算することもできます．
- 一方，離散型データは研究対象をグループ分けしたデータです．患者を性別や感染症の有無で分けたデータや，新生児を出生体重児別に分けたデータは離散型データです．離散型データは便宜上，各グループに割り当てられた整数で表され，平均値などを計算することはできませんが，比や割合，また率を計算することができます．

1) Bonita R, Beaglehole R, Kjellstrom T, World Health Organization. Basic Epidemiology 2nd ed. 2006

## 2-3 効果的な感染対策の見つけ方(3)

### 鉄則 12
ガイドラインに書かれた感染対策を推進する前に，その推奨度と根拠を確認する．

### 1 背景 background

◇CDC に限らず，専門機関が発行するガイドラインで取り上げられる個々の感染対策には，それぞれの科学的根拠に応じた推奨度が付けられています．対策の横に書かれたⅠAやⅠBといった記号は，推奨度を表しています．また，日本語訳を読むと気づかないことがありますが，原文には対策の推奨度に応じて，何をどこまで行う必要があるのかを微妙に表現した言い回しが使われています．

◇ガイドラインで推奨される感染対策を導入する際に，推奨度を確認しなかったり，原文の正確な表現が日本語に翻訳されていないと，導入に必要以上の資源を注ぎ込んだり，過剰な効果を期待してしまうかもしれません．具体例で説明します．

◇2011 年に CDC が発行した血管内留置カテーテル関連感染予防のガイドライン "Guidelines for the Prevention of Intravascular Catheter-Related Infections, 2011" には，ニードルレスコネクターの選択に関する次のような推奨事項があります．推奨度は「カテゴリーⅡ」ですから，それほど高くはありません．原文には，その低い推奨度を反映した言い回しがあるので，その部分に下線を引き，原文に忠実に翻訳してみました．

〈原文〉
・When needleless systems are used, a split septum valve ① <u>may be</u> preferred over ② <u>some</u> mechanical valves due to increased risk of infection with ③ <u>the</u> mechanical valves [197–200]. Category Ⅱ

〈日本語訳〉
・ニードルレスシステムを使用する場合，②<u>一部の</u>メカニカルバルブよりも，スプリットセプタムバルブを使用することが望ましい①<u>かもしれない</u>．なぜなら③<u>それらの</u>メカニカルバルブを使うと感染リスクが増すからである．カテゴリーⅡ

◇下線部分に注意しながらこの勧告を読むとき,次の2点について理解できます.
①推奨度がⅡであることから,スプリットセプタム式コネクターの使用が強力な科学的根拠で支持されているわけではない.
②すべてのメカニカルバルブに感染リスクがあると述べているわけではなく,この勧告の根拠となった論文で評価された一部のメカニカルバルブの使用が感染リスクを高めるかもしれないと述べている.

◇一方で,下線部分が翻訳されないと,「ニードルレスシステムを使用する場合,メカニカルバルブよりも,スプリットセプタムバルブを使用することが望ましい.なぜならメカニカルバルブを使うと感染リスクが増すからである.カテゴリーⅡ」となり,先ほどと比べてより一般化された,強い表現になることがおわかりいただけると思います.

## 2 解説 discussion

◇いちいち原文を確認するのは負担が大きいという声もあるでしょうが,特に推奨度が低い対策について検討する場合は,推奨度に加え,原文の表現や推奨の根拠となっている文献を確認することが勧められます.また,CDC以外の専門機関が同じ対策について,どのように推奨しているのか確認してみるのもよいでしょう.例えば,ニードルレスコネクターの使用について,CDC以外の有力な専門機関がどのような推奨をしているか以下にご紹介します.推奨度の解説については,原文をご参照ください.

〈米国医療疫学学会(SHEA:The Society for Healthcare Epidemiology of America)/米国感染症学会(IDSA:Infectious Diseases Society of America)合同ガイドライン〉
・血流感染を予防するための最適なニードルレスコネクターのデザインについては未解決である(未解決事項).

**〈米国輸液看護協会〉**
・ニードルレスコネクターの種類を知っておくこと(Ⅳ)
・ハブは汚染源になり得ることと,使用法を知っておくこと(Ⅱ)

◇このように同じ対策であっても,ガイドラインにより推奨する内容や推奨度が異なります.

## 3 まとめ conclusion

- ガイドラインで推奨されている感染対策はどれも重要なものばかりだが，一般的には推奨度の高いものから優先的に導入すること勧められる．
- 推奨度が低い対策の優先順位は下がるが，導入を検討する場合は，原文の表現や根拠となっている文献を確認するとともに，他の有力なガイドラインの推奨事項も確認することが勧められる．

**参考文献**

1) CDC/HICPAC. 2011 Guidelines for the Prevention of Intravascular Catheter-Related Infections. http://www.cdc.gov/hicpac/bsi/bsi-guidelines-2011.html [2015.8.3]
2) SHEA/IDSA. Strategies to Prevent Central Line–Associated Bloodstream Infections in Acute Care Hospitals: 2014 Update. http://www.jstor.org/stable/10.1086/676533 [2015.8.3]
3) Infusion Nurses Society. Infusion Nursing Standards of Practice. J Infus Nurs 34(Suppl): 1S-109S, 2011

---

### COLUMN

 手指衛生のはなし(7) 手指衛生の効果(最初で最後の RCT)

- 新生児室において，黄色ブドウ球菌をもつ新生児に触れた後，手指衛生を行わない医療者が触れた新生児は(実験群)は，手指衛生を行った医療者が触れた新生児(対照群)に比べ，より早期に，より高い頻度で，黄色ブドウ球菌を獲得することがわかりました．
- 上記は1960年頃のアメリカで，手指衛生の有効性を検証するため国立衛生研究所と公衆衛生局が主導した臨床試験の結果です．現代では倫理的に実施できない内容ですが，手指衛生の有効性を示す資料としてたびたび専門誌で引用されています．

1) Mortimer EA Jr, Lipsitz PJ, Wolinsky E, et al. Transmission of staphylococci between newborns. Importance of the hands to personnel. Am J Dis Child 104: 289-295, 1962

RCT：ランダム化比較試験．

## 2-4 効果的な感染対策の見つけ方(4)

### 鉄則 13

代用のアウトカムで評価された感染対策にとびつかない．

#### ① 背景 background

◇感染対策の効果は，その対策によって「真のアウトカム」がどの程度改善したかによって測られます．

◇アウトカムとは「結果」のことです．真のアウトカムとは，死亡，罹患，障害，不快，不満足など，「患者に何が起きたか」を示す結果です．感染対策を評価する場合の真のアウトカムは，通常，感染症や保菌などのイベントの発生リスクです．

◇真のアウトカムに対し，「代用のアウトカム」があります．代用のアウトカムとは，検査値など，患者やモノの状態を表す数値です．感染対策を評価する場合の代用のアウトカムの例として，細菌数やCRPなどの検査値が挙げられます．

◇一般的に代用のアウトカムの改善は，真のアウトカムの改善に比べ，対策の効果を示す科学的根拠としては弱いと考えられています．代用アウトカムの改善（例：細菌数の減少）が真のアウトカムの改善（例：感染症発生率の減少）に直結するとは限らないからです．ですから医療機関では，複数の研究で真のアウトカムの改善が認められている感染対策を優先的に選択し，導入することが望ましいといえます．

◇以上を踏まえて，2011年にCDCが発行した血管内留置カテーテル関連感染のガイドライン"Guidelines for the Prevention of Intravascular Catheter-Related Infections, 2011"における次の勧告を見てみましょう．この勧告の推奨度はⅠAですから，実践することが強く推奨されています．なお，この勧告は実際には2つの勧告が合わさったものです．それぞれの部分に番号と下線を加えておきます．
「①適切な消毒薬（クロルヘキシジン，ポビドンヨード，ヨードホール，あるいは70％アルコール）を用いて②アクセスポートをscrubする（ゴシゴシこする）ことで，汚染を最小限にとどめる」

◇2011年版の前の版では，scrubの部分がwipe（拭く）と表現されていましたので，2011年版ではアクセスポートをゴシゴシこすって消毒することが強力な科学的根拠に基づいて推奨されるようになったと読み取れます．

◇では，どのような根拠に基づいて，scrubがカテゴリーIAの対策として推奨されるようになったのでしょうか．ガイドライン中には，この勧告の根拠となった文献として次の5つが挙げられています．

【文献1】ニードルレスデバイスの不適切な使用方法により血流感染が増加した
【文献2】ニードルレスデバイスの不適切な交換頻度により血流感染が増加した
【文献3】入浴時の接続部の汚染により血流感染が増加した
【文献4】2%クロルヘキシジンアルコールを用いた輸液ルート接続部の消毒で血流感染が減少した
【文献5】従来の三方活栓とニードルレスコネクターのアクセスポートをアルコールワイプで2分間，360°回転させながら消毒したところ，内部が細菌で汚染されていた割合は後者が低かった

◇これらを見る限り，scrubの根拠となったのは，文献5だけのようです．文献5は，2種類のアクセスポートをアルコールワイプで2分間，360°回転させながら消毒（すなわちscrub）し，内部の細菌数を比較した研究です．ただし，この研究では，scrubによる真のアウトカム（血流感染発生率）を評価しておらず，細菌数という代用のアウトカムで評価したに過ぎません．

◇カテゴリーIAで推奨される対策というのは，「優れた研究デザインに基づいて実施された実験的，臨床的，疫学的研究結果によって強力に支持され，実施が強く推奨される対策」です．アクセスポートをscrubすることは理論上は感染予防効果が期待できても，カテゴリーIAで推奨するほどの強力な根拠はこのガイドラインが発行された時点ではなかったと考えられます．以上から，カテゴリーIAという強い推奨がかかるのは，下線①部分であって，scrubの部分ではない可能性があります．

## 2 解説 discussion

◇世界各国の医療機関はCDCが発行するガイドラインに高い信頼を寄せています．国内外の第三者機関による病院機能評価基準や，学会などが発行する感染対策ガイドラインを読むと，CDCの推奨事項が多数盛り込まれています．しかしCDCの

ように広く活用されているガイドラインであっても，このようにときどき人を惑わせるような推奨事項が紛れ込むことがあります．

◇ガイドラインを過信せず，特に改訂版に初めて盛り込まれた対策については，念のため根拠となった文献の抄録だけでも読んでおくと，自分の施設における対策の必要性や優先順位に関する判断材料が得られます．抄録を読む際には，まずはその対策が真のアウトカムで評価されているのか確認するとよいでしょう．論文から感染対策の効果を推し量るその他のポイントについては次項 2-5 でも述べます．

## 3 まとめ conclusion

- ガイドラインの改訂版に初めて盛り込まれた対策については，念のため根拠となった文献の抄録だけでも読んでおくと，自分の施設における対策の必要性や優先順位に関する判断材料が得られる．
- 抄録を読む際には，その対策が真のアウトカムで評価されているのか確認する．

### 参考文献

1) Cookson ST, Ihrig M, O'Mara EM, et al. Increased bloodstream infection rates in surgical patients associated with variation from recommended use and care following implementation of a needleless device. Infect Control Hosp Epidemiol 19: 23-27, 1998
2) McDonald LC, Banerjee SN, Jarvis WR. Line-associated bloodstream infections in pediatric intensive-care-unit patients associated with a needleless device and intermittent intravenous therapy. Infect Control Hosp Epidemiol 19: 772-777, 1998
3) Do AN, Ray BJ, Banerjee SN, et al. Bloodstream infection associated with needleless device use and the importance of infection-control practices in the home health care setting. J Infect Dis 179: 442-448, 1999
4) Soothill JS, Bravery K, Ho A, et al. A fall in bloodstream infections followed a change to 2% chlorhexidine in 70% isopropanol for catheter connection antisepsis: a pediatric single center before/after study on a hemopoietic stem cell transplant ward. Am J Infect Control 37: 626-630, 2009
5) Casey AL, Burnell S, Whinn H, et al. A prospective clinical trial to evaluate the microbial barrier of a needleless connector. J Hosp Infect 65: 212-218, 2007

## 2-5 効果的な感染対策の見つけ方(5)

### 鉄則 14

サーベイランスデータの前後比較だけでは，感染対策を評価できない．

### 1 背景 background

◇感染対策を評価するために行う研究は，「実験研究」と「観察研究」の2種類に大別されます．

◇観察研究とは，患者集団を観察して感染症や保菌などのイベント(アウトカム)の発生頻度やその要因を明らかにする研究です．サーベイランスは研究ではなく，感染予防活動ですが，研究と捉えた場合は観察研究に該当します．医療機関では感染対策を評価するために，感染対策導入前後の時期におけるサーベイランスデータを比較することがしばしば行われます(図1)．この時，年齢，性別，基礎疾患など感染リスクに影響を与えることがある要因を調整しないと，対策を導入する前期の患者集団と，後期の患者集団の平均年齢，男女比，重症度などに差が生じます．

◇例えば，前期の患者の平均年齢が85歳で多くは重症，後期の患者の平均年齢が

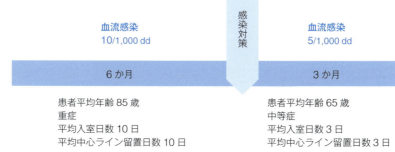

図1　サーベイランスデータの前後比較により感染対策を評価する観察研究の例
dd : device days.

**表 1　感染対策の有効性を示している可能性が高い観察研究の条件**

- 一般的に後ろ向き（過去にさかのぼって行った）研究よりも前向き（未来に向かって行った）研究のほうが，また，小規模な研究よりも大規模な研究のほうが，さらに，単一施設よりも複数施設で行った研究のほうがエビデンスレベルは高いと判断される．
- 一般的に交絡因子の影響を最小限に抑えるための調整（マッチング[*1]，リスク層別化[*2]，多変量解析[*3]など）が行われている研究は，それらが行われていない研究よりも結果の信頼性が高いと判断される．
- 一般的に感染対策を導入後にアウトカムが改善したという結果が複数の施設，さまざまな集団において認められている場合，さらに改善の程度が大きいほど，本当に効果的な対策である可能性が高まる．

[*1]：各症例（感染症のある患者）に対し，同じ交絡因子（性別，年齢など）をもつ対照群（感染症のない患者）を組み合わせることにより，2群における交絡因子を分布を似たものにする手法
[*2]：感染症の発生率（アウトカム）に影響を与えると考えられる患者特性（例：年齢や出生時体重など）について患者を複数のグループ（例：年齢別カテゴリー，出生時体重カテゴリー）に分類したうえでアウトカムを評価する手法
[*3]：複数の要因がそれぞれアウトカムとどのように関連しているか明らかにするための統計学的手法

65歳で多くは中等症，ということが起こりえます．後期の感染症発生率が低い場合，対策が有効であった可能性はありますが，患者のリスクがもともと低かったことも結果に影響を与えたかもしれません．このように，サーベイランスデータの前後比較を行う観察研究では，患者特性などの感染対策以外の要因（交絡因子といいます）がアウトカムの発生頻度に影響を与える場合があります．そのため，このような研究でアウトカムの改善を認めても，即座に感染対策の有効性が示されたと判断することは困難です．

◇これに対し，実験研究（介入研究とも呼ばれます）では，研究者が研究対象となる患者の特性を規定して選別し，さらに「感染対策を行うグループ（実験群）」と「感染対策を行わないグループ（対照群）」にランダムに振り分けます．こうすることで，交絡因子の内訳が実験群と対照群でほぼ均等になり，交絡因子の影響をほとんど受けずに，感染対策の効果だけを評価しやすくなります．実験研究は一般的に観察研究に比べてエビデンスレベルが高いと考えられていますが，実施に時間や費用がかかり，さらにさまざまな条件をコントロールした状況下で行った研究結果を，バラエティに富む背景をもった現実の患者集団に適応できるとは限らないという指摘を受けることもあります．

## 2 解説 discussion

◇では，どのような観察研究の結果が感染対策の有効性を示している可能性が高いのでしょうか．一言で説明するのは難しいのですが，表1を参考に結果を解釈すると

よいと思います．観察研究の質の評価に関する詳細は，成書を参考にすることをお勧めします．

## 3 まとめ conclusion

- 医療機関で感染対策を評価するために行われる研究の多くは，サーベイランスデータの前後比較による観察研究である．
- このような研究の結果は，患者特性など感染対策以外の要因（交絡因子）による影響を受ける場合があるため，アウトカムの改善を認めた場合でも，即座に感染対策の有効性が示されたと判断することは困難である．
- 表1を参考にしながら観察研究の結果について解釈することを勧める．

**参考文献**
1) ヨハン・ギセック（著），山本太郎，門司和彦（訳）. 感染症疫学 感染性の計測・数学モデル・流行の構造. 昭和堂, 2006
2) 中村好一. 基礎から学ぶ楽しい疫学 第3版. 医学書院, 2012

### 手指衛生のはなし（8）手指衛生の効果（スイス）

- 先進国では，入院患者100人のうち，一般病棟では約7人が，集中治療領域では約30人が，1回以上医療関連感染を起こすといわれています．手指衛生は，感染予防にどのくらい効果的なのでしょうか？
- ジュネーブ大学病院（2,200床，スイス）では，手指衛生実施率が48％から66％に上昇すると，感染症を起こす患者の割合が42％減少し，MRSA交差感染の発生率が87％減少しました．

1) WHO. Report on the Burden of Endemic Health Care-Associated Infection Worldwide. http://www.who.int/gpsc/country_work/burden_hcai/en/ [2015.8.3]
2) Pittet D, Hugonnet S, Harbarth S, et al. Effectiveness of a hospital-wide programme to improve compliance with hand hygiene. Infection Control Programme. Lancet 356: 1307-1312, 2000

## 2-6 効果的な情報の活用（1）

### 鉄則 15

医療機関，地域，国における HAI の全体像を可視化することが急務である。

### ❶ 背景 background

◇医療機関に潜む医療関連感染（HAI）リスクの全体像を把握することは，対策の優先順位を決定し，効率的また効果的に HAI リスクを改善するための第一歩です．例えば，中心ライン，膀胱留置カテーテル，人工呼吸器を多用し，さまざまな手術手技を実施し，耐性菌や *Clostridium difficile* などの HAI の起因菌となりうる微生物がたびたび検出される急性期病院では，それらの医療器具や手術手技に関連した HAI 発生率や，微生物の検出率を継続的なサーベイランスによって評価しなければ HAI リスクの全体像を明らかにできません．HAI リスクの全体像がわからなければ，対策の優先順位を決定することも，改善状況を把握することも困難です．

◇現在，日本の医療機関で HAI リスクの全体像を明らかにするためのサーベイランスを行うことは義務化されていません．また，それを促進するインセンティブもペナルティもありません．そのため，多くの医療機関では，HAI に関連する法律や算定している加算要件を満たしつつ，可能な範囲でサーベイランスを行っているのが現状です．したがって，サーベイランスの対象となる感染症や部門，実施期間も限定的です．

◇個々の病院における HAI リスクや改善状況の全体像が可視化されていないため，国や地域における HAI リスクや改善状況も把握されていません．国や地域が発信するさまざまな感染対策の多くは，アウトブレイクのような突発事例が発生したときの受身的な対応に基づくものであり，リスク評価に基づくプロアクティブ（事前対策的）な行動計画が発信されることはまれです．リスク評価に基づくプロアクティブな改善は，医療機関全体における日常的な HAI リスクを抑えることにつながり，これこそがアウトブレイクの予防を可能にします．これまでのように，アウトブレイクへの反応を繰り返すやり方は，モグラたたきに似ており，新たなアウト

ブレイクが発生するリスクを抱えています．さらに，一般市民に対してもHAIの発生状況や取り組みに関するわかりやすい情報提供は限られており，病院を選択する指標として日常的に活用されているとはいえません．

◇これらの点については，経済開発協力機構(OECD：Organisation for Economic Co-operation and Development)が2014年に発表した日本の医療の質に関する報告書で指摘しています．この報告書には，日本の医療の質改善のための課題と推奨事項が多数挙げられています．HAI予防にも関連する課題には下記があります．わかりやすさを重視して一部意訳し，必要に応じて訳注を付けました．

> ・医療の質の評価と改善という点において，日本には2つの課題がある．第1に，組織的な質改善活動(訳注：原文では，質に関するイニシアチブと表現)が少ない．第2に，現場レベルで質改善のための活動が行われているが，系統的，継続的ではない．（中略）日本の診療報酬制度は洗練されているが，質改善に対しては，特段に洗練された，一貫性のある方法で報酬を与えているわけではない．質のベンチマーキングができるプロジェクト〔訳注：例えばJANIS(Japan Nosocomial Infections Surveillance)やJHAIS(Japanese Healthcare-Associated Infections Surveillance)などのサーベイランスシステム〕への参加は任意であり，ベンチマーキングの結果に対する一般市民の意識もいまだに低い．組織的な情報インフラストラクチャーは主に活動量の測定に用いられているが，今後は，診療記録や医療の質の指標(quality indicators)を活用し，医療の質とアウトカムに焦点を当てた系統的なデータインフラストラクチャー(訳注：データの収集や活用のための構造)が必要である．

◇また，このような課題をクリアするための「推奨事項」として次を挙げています．

> ・より多くの包括的な医療の質の評価指標(quality indicators)を用いてアウトカム評価を行い，医療の質に関する病院の全体像を可視化すること
> ・医療のパフォーマンスに関する報告は，一般市民にわかりやすい形で提供し，医療提供者の説明責任を拡大するとともに患者の選択と医療に関するリテラシーを推進すること
> ・国内外で認知されているケアの基準や臨床ガイドラインに基づく医療を推進するため，医療の質に関する病院におけるガバナンス(統治)を強化すること

◇OECDが指摘しているように,現在日本の多くの医療機関では,HAIの発生状況の全体像が把握されておらず,科学的根拠に基づくHAI対策が推進されているとは言い難く,HAI発生や改善状況について一般市民にわかりやすい形で情報提供されていません.

◇サーベイランスは医療機関のHAIリスクを洗い出し,改善するためのツールです.サーベイランスには,プロセスサーベイランスとアウトカムサーベイランスがあり,前者はHAI対策の実施状況を,後者はHAIの発生状況を評価するために行います.先進諸外国では,サーベイランスを通して国,地域,病院単位のHAIリスクを測定したうえで,設定された削減目標に到達したか評価し,その結果を積極的に一般市民に発信しています.すなわち,リスクアセスメントに基づく組織的,継続的な改善を実施し,その成果に基づいて患者が病院を選択できる仕組みを積極的に構築しています.日本の医療の質を改善するためには,これまで当たり前であった,サーベイランスは「できる範囲で行う」「行うのが望ましい」という姿勢を改める必要がありそうです.

## ❷ 解説 discussion

◇サーベイランスの対象を早速明日から拡大することは困難な医療機関も多いと思われます.ただ,今から少しずつ始められることがあります.

### ■ サーベイランスに対する認識を変える

・本腰を入れてHAIリスクを低減するには,医療機関全体におけるリスクの種類や程度,そのトレンド(改善状況),優先的に取り組む必要がある課題を把握することが必要です.これまでのように,ある一時期の一部の対象におけるHAIを把握し,改善するだけでは不十分だということを感染対策に関わる私たちがまず認識することが必要だと感じます.

### ■ 診療記録から効率的にサーベイランスデータを収集する仕組みを構築する

・サーベイランスで収集する必要があるデータ項目のほとんどは,患者の診療記録に記載される必要がある重要な情報ばかりです.現在,それらのデータが診療記録に記載されていないのであれば,サーベイランスのためだけに診療記録とは別の用紙に記載するのではなく,診療記録に記載されるよう運用を変えることを検討するとよいでしょう.電子カルテを使用している医療機関では,サーベイランスに必要なデータ項目を電子カルテから抽出することにより,サーベイランスの所要時間を短

縮することが可能です.

### 3 サーベイランスデータを，医療機関の職員だけでなく，一般市民にも活用してもらう

・病院や各部門または診療科の HAI 発生率や HAI 対策の実施率などのアウトカムデータ，プロセスデータを，患者やその家族など医療機関を利用する一般市民にも積極的に開示することは，感染対策の推進力となります．現在，一般市民が医療の質という基準に基づいて病院を選ぶことはきわめて困難です．医療の質について一般市民の理解（リテラシー）を高めながら，病院のさまざまな医療の質指標（quality indicators）を，病院を選ぶ際の1つの基準として活用してもらえる取り組みが求められています．

・サーベイランスにより，国や地域，国の HAI リスクを可視化する取り組みを推進するには，法律や診療報酬によるインセンティブあるいはペナルティも必要と考えられます．包括的な HAI のリスクアセスメントが一部の病院による珍しい取り組みでなくなることが，HAI 予防による医療の質の改善に必要とされています．

## 3 まとめ conclusion

- サーベイランスにより各医療機関における HAI リスクの全体像を可視化することは，医療機関に限らず，地域，国における HAI リスクを把握し，優先順位を決めて改善することにつながる．
- また，このようなリスク評価に基づくプロアクティブな改善は，医療機関全体における日常的な HAI リスクを低減し，それはアウトブレイクの発生抑止にもつながる．
- さらに，HAI リスクや改善状況を医療の質の指標として，一般にわかりやすく公開することで，人々が病院を選択する際の1つの基準として活用されることにもなる．

### 参考文献

1) OECD. OECD Reviews of Healthcare Quality JAPAN. Raising Standards. Assessment and recommendations. 5 November 2014. http://www.oecd.org/els/health-systems/ReviewofHealthCareQualityJAPAN_ExecutiveSummary.pdf

## 2-7 効果的な情報の活用(2)

> **鉄則 16**
> 感染対策担当者の信頼性と納得性[注1] が高まると組織に変化を起こすことができる．

### ❶ 背景 background

◇感染対策担当者には，多くの人がまだ気付いていない感染リスクに警鐘を鳴らし，リスクを低減するために，多くの人がまだ必要と考えていない対策を導入し，実践されるよう働きかける役割が求められます．そのような先回りが，感染が起こる確率が低い土壌を作り上げることにつながります．起こってしまった感染症への対応や，もたらされた相談に対応するだけの受注体質では，感染制御はできても，感染予防は困難です．

### ❷ 解説 discussion

◇特に資源が限られる状況で，先回りをして組織に変化を起こすためには，感染対策のプロとしての信頼を得るとともに，自身の提案を相手に理解してもらい，もっともだと認識してもらう力（納得性）が必要です．信頼性と納得性を発揮するための条件をいくつか挙げてみました．

#### ■ 感染対策に関する知識が豊富であること

- 感染対策に関する知見は日々更新されるため，感染対策担当者は生涯学習者（lifelong learner）として，継続的に勉強する必要がある．
- 学会や講演会などで紹介された知見や相談相手からの回答を何も考えずに横流しして活用しない．それが論文などに基づく客観的データなのか，演者の主観なのか区別したうえで活用する．また，活用する前に，前者は原文にあたるなどして内容を確認し，後者はその根拠や正当性についてよく考える．

---

注1 納得性とは，ビジネス（人事考課や顧客サービス）の領域でたびたび使われる用語で，相手に（場合によりやや強制的に）言うことを聞かせる「説得力（性）」に対して，相手がこちらの言うことを（自主的に）受け入れてくれるという意味合いが強い．

## 2 相手が納得できる材料を提示すること

- 新しい感染対策を導入するには，それを了承する人物（病院幹部など）や実践する職員のできるだけ多くが「やらなきゃだめだな」と納得できる材料を示す必要がある．
- 筆者の経験上，国内ベンチマークよりも高い発生率を示す自施設のサーベイランスデータは比較的納得性が高い．
- 筆者の経験上，「CDCガイドラインに書いてある」というだけの説明は納得性が低い．ガイドライン上の推奨事項であっても，ガイドラインで推奨されている理由（根拠）を簡潔に提示したほうがよい．
- 導入したい対策を，関連のある他の医療機関の多くがすでに実施しているという事実は，時に高い納得性を発揮する．ただし，それらの医療機関が実施していることも，実施していないことも，科学的根拠にはなりえない．
- 提示する内容や提示の仕方を，役職や職種によって変える必要がある．すなわち，相手が何を知りたがっているのか，何を知る必要があるのか，医療や感染対策に関する知識をどの程度もっているのか，といった相手のニーズに合わせて準備する．
- 場合により，対策の運用方法は，複数のプランから選べるようにする．当院では「松・竹・梅プラン」と呼んでいるが，資源を最大限に注ぎ込む最も理想的なプラン（松プラン），次善のプラン（竹プラン），何もやらないよりはマシな最も安価なプラン（梅プラン）の3つの選択肢から関係者が選択することで，納得性の高い決定が行われることがある．

## 3 話や文章が簡潔でわかりやすいこと

- 話も文章も短いに越したことはない．
- 短い話や文章のなかで「何をいいたいのか（英語でthesisという）」が終始ぶれず，明確に伝わる必要がある．例えば，「中心ライン関連血流感染の発生率が高いので，中心ライン挿入バンドルを導入したい」というのがthesisならば，これを軸に話を展開する．
- thesisは必要に応じて繰り返す．冒頭と終わりにもってくることが多い．
- thesisは根拠で支持される必要がある．根拠は少なすぎても，多すぎても聞き手/読み手には苦痛であるので，3つほど示せばよいといわれている．ただし，これも相手のニーズによって変える．
- 次の3点セットで語る．
  ①背景…現状から導かれるthesisの提示
  ②提案…何をしたいのか．前述の松・竹・梅プラン方式で提示してもよい．運用の詳細は含めない．

### 表1　わかりやすい文章の特徴

- 主語が省略されていない．
- 主語のねじれ*がない．
- 接続詞を使用しながら話が論理的に展開されている．
- 1つ1つの文章が長すぎない．
- 同じ単語を多用せず，語彙が豊富である．
- ですます調，である調，体言止めが混在しない．
- 第三者に理解できない略語，俗語，商品名などを使用していない．
- 表現が感情的(決して許されない，誠意を尽くす，など)ではなく，理性的である．
- 主観的または曖昧な表現(適切に，必ず，など)が使われていない．

\*：主語と述語が対応していない「ねじれ文」の例
「中心ラインバンドルは(主語)，科学的根拠に支持された複数の対策を同時に実施することで，中心ライン関連血流感染の減少を期待している(述語)」

### 表2　わかりやすい話し方の特徴

- 話し出す前に後方に自分の声が聞こえているか確認する．
- 制限時間内に，できるだけ短時間で終わらせる．
- 文章と同じように，区切りながら話す．
- 聴衆とアイコンタクトをとり，聴衆の反応を見ながら話す．
- 高い声よりは，低い声で，早口よりはゆっくりとした口調で語る．

### 表3　わかりやすいスライドの作り方

- ゴチャゴチャしたスライド(いわゆる busy slide)は避ける
  1) タイトルは 32〜44 ポイント，本文は 24 ポイント以上を目安に
  2) 行数・文字数はスライド 1 枚あたり最大 10 行(1 行 20 字)を目安に
  3) 図表は 1 分以内に必要な情報が得られるものを作成
  4) デザインはシンプルに
- 書式スタイルと色は統一
- 見にくい色(赤など)は強調点のみに使用
- スライド 1 枚を理解するための所要時間は 45 秒〜1 分として準備

③展望…対策のメリット

- 前述の 3 点セットのなかで，5W2H を明確にする．つまり，Who(誰が)，What(何を)，When(いつ，あるいはいつまでに)，Why(なぜ)，Where(どこで)，How(どのように)，How much(いくらで)行うのかに関する情報を提示することで誰にとっても話の焦点が明確になる．必要に応じて How many(いくつ)，How long(期間)などを追加する．
- わかりやすい文章の特徴(表 1)，わかりやすい話し方の特徴(表 2)，わかりやすいスライドの作り方(表 3)を参照．

### 4 改善や問題解決の経験が豊富であること

- 職員が感染対策担当者との関わりのなかで，「この人が提案した対策を実践したら感染症の発生率が減った」「この人の説明はわかりやすい」「この人に相談したらうまくいった」というポジティブな経験を積むほど信頼性は高まる．
- 信頼の蓄積には時間を要する．感染対策ビギナーには，前述の 1 ～ 3 の経験を丁寧に積み上げていくことを勧める．

## ③ まとめ conclusion

- 組織に変化を起こして感染予防につなげるには，感染対策のプロとしての信頼を得るとともに，自身の提案を相手に理解してもらい，もっともだと認識してもらう力（納得性）が必要である．
- 信頼性と納得性を高めるには，感染対策に関する豊富な知識，納得性の高い材料の提示，簡潔明瞭な話し方や書き方，改善や問題解決の豊富な経験などが必要である．

#### 参考文献

1) 大庭コテイさち子. 考える・まとめる・表現する―アメリカ式「主張の技術」. NTT 出版, 2009
2) 山口拓朗. ダメな文章を達人の文章にする 31 の方法　なぜあなたの文章はわかりにくいのか？文章の書き方が分かる本. バレーフィールド, 2012
3) 小沢正光. プロフェッショナルプレゼン. 相手の納得をつくるプレゼンテーションの戦い方. インプレスジャパン, 2013
4) ジェレミー・ドノバン（著），中西真雄美（訳）. TED トーク世界最高のプレゼン術. 新潮社, 2013
5) 貝田桃子. ちびまる子ちゃんの作文教室. 集英社, 2007
6) Knowles MS, Holton III EF, Swanson RA. The Adult Learner: The definitive classic in adult education and human resource development, 7th ed. Butterworth-Heinemann, Oxford, 2011

### 手指衛生のはなし（9）高頻度接触環境表面の清掃

- 接触予防策を実施している病室において，高頻度接触環境表面の清掃を 1 日 1 回以上実施すると，医療従事者の手指が *Clostridium difficile* や MRSA で汚染される頻度が実施しない場合に比べて 80％低下するという調査結果があります．

1) Kundrapu S, Sunkesula V, Jury LA, et al. Daily disinfection of high-touch surfaces in isolation rooms to reduce contamination of healthcare workers' hands. Infect Control Hosp Epidemiol 33: 1039-1042, 2012

## COLUMN

 **搾乳の取り違えによる感染予防**（→第4章も参照）

- 母親から児への直接授乳ができない場合，B型肝炎ウイルス（HBV：hepatitis B virus）やヒトT細胞白血病ウイルス（HTLV-1：human T-cell leukemia virus type 1）陽性の搾乳を新生児室やNICU（neonatal intensive care unit）の冷凍庫で保管することがあります．これらの母乳には感染性があることから，保管する場合は，取り違えを予防する対策が必要となります．もちろん，標準予防策の考え方に基づけば，どの母乳にも潜在的に感染性があるため，取り違えは厳禁です．とはいえ，HBVやHTLV-1陽性であることが明らかな母乳を他の児に与えた場合の影響は多大です．

- 搾乳が病棟の冷蔵庫に届いてから，投与するまでの間には，次のとおり複数のステップがあります．そして，すべてのステップに取り違えのリスクが潜んでいることから，すべてのステップにおいて，取り違え予防策が必要となります．

> 保存袋に入った搾乳を冷凍庫に入れる
> ↓
> 冷凍庫から取り出して使用前に冷蔵庫の解凍用区画に移動させる
> ↓
> 冷蔵庫の解凍用区画から取り出して注射器や哺乳瓶に移し替える
> ↓
> 注射器や哺乳瓶を保育器やコットにもっていく
> ↓
> 投与

- 例えば，搾乳の冷凍保管用の袋や，投与するために使用する注射器や哺乳瓶には，複数の識別子（患者氏名とIDや生年月日の組み合わせ）が印字されたラベルを貼付することに加え，血液媒介ウイルス陽性であることがわかる印を付けることや，血液媒介ウイルス陽性の搾乳を保管する専用の区画を設けること，投与時にバーコード認証を行うことなどを検討します．もちろん，これらの対策だけで取り違えを完全に防ぎきれるものではありません．母乳の取り違え対策については，医療安全管理部門と共同で取り組むことが勧められます．

1) Occupational Safety and Health Administration (OSHA), Labor. OSHA and CDC Guidelines Related to Human Milk Exposure. https://www.oumedicine.com/docs/ad-obgyn-workfiles/cdc_and_osha_guidelines-_human_milk_exposureE1C868328429.doc?sfvrsn=2
2) Dougherty, D. Mother's Milk, but Whose Mother? Agency for Healthcare Research and Quality. Patient Safety Network. Cases and Commentaries. 2010. https://psnet.ahrq.gov/webmm/case/228

第 3 章

# 日常使いの疫学・統計学

◇ 医療関連感染リスクの評価と改善は，疫学と統計学の原則に基づいて行います．
◇ 疫学と統計学に苦手意識を覚える方もいるかもしれませんが，感染対策担当者の日常業務に要するのはごく基礎的で実践的な知識です．
◇ 本章では，医療関連感染リスクの評価と改善に疫学・統計学を活用するうえでの鉄則を紹介します．

## 3-1 感染リスクを表す指標

**鉄則 17**

HAIリスクを表す疫学的指標を活用すると，サーベイランスデータの使い道が広がる．

### ❶ 背景 background

◇医療関連感染サーベイランスを行うと感染症の発生率を計算することができます．この発生率は，サーベイランスの対象となっている感染症が起こる可能性，すなわち発生リスクの大きさを表しています．

◇このリスクを効果的また効率的に減らすには，リスクを高めている要因（リスク因子）を取り除くことが必要です．その際，次の点がわかれば，限られた資源の有効活用につながります．また，感染対策担当者が提案する対策の重要性を示す根拠にもなります．
・特定のリスク因子が感染症の発生にどの程度寄与しているのか
・それを除去することで，感染リスクがどの程度減少するのか
・特定の感染対策を実施すると，感染リスクがどの程度減少するのか

◇これらを測定するための疫学的指標があります．そのような指標について知らなくても，感染対策を推進するうえでものすごく困るようなことはありません．しかし，知っていればサーベイランスデータから得られる発生率の使い道が広がります．また，文献から得られる情報を容易に解釈し，活用できるようにもなります．

### ❷ 解説 discussion

◇医療関連感染のリスクに関する代表的な疫学的指標は次のとおりです．これらの指標が何を表しているのか知っていれば，感染対策の効果に関する判断材料が増えることになります．

#### ■ 特定のリスク因子が感染症の発生に寄与する程度を表す指標
・特定のリスク因子が感染症の発生にどの程度寄与しているのか，またそれを取り除

表1 体格指数(BMI)と手術部位感染(SSI)発生率

| 体格 | 手術部位感染あり | 手術部位感染なし | 計 |
|---|---|---|---|
| 肥満(曝露群)<br>(BMI 25 以上) | 30 | 70 | 100 |
| 標準体格(非曝露群)<br>(BMI 18.5 以上 25 未満) | 5 | 95 | 100 |
| 計 | 35 | 165 | 200 |

くことで,感染リスクがどの程度減少するのかを表す指標には,以下があります.体格指数(BMI:body mass index)と手術部位感染(SSI:surgical site infection)発生率の関連に関する架空データを使って,これらの指標を説明します.

①相対リスク(RR:relative risk)
②寄与危険(AR:attributable risk)
③寄与危険割合(AR%:attributable risk percent)
④人口寄与危険(PAR:population attributable risk)
⑤人口寄与危険割合(PAR%:population attributable risk percent)

◇はじめに,表1のデータをもとに3つのSSI発生率を計算しておきます.これらをもとに各指標の計算を行います.
・リスク因子に曝露した群(肥満群)におけるSSI発生率=30÷100×100=30%
・リスク因子に曝露しなかった群(標準体格群)におけるSSI発生率
　=5÷100×100=5%
・集団全体のSSI発生率=35÷200×100=17.5%

① $RR = \dfrac{曝露群における発生率}{非曝露群における発生率} = \dfrac{30}{5} = 6$

　【何を表す指標か】　リスク因子への曝露群と非曝露群における発生率の比である.リスク因子への曝露と感染リスクの関連を見る指標である.
　【解釈】　肥満群におけるSSI発生率(リスク)は標準体格群の6倍である.

② AR=曝露群における発生率－非曝露群における発生率=30－5=25%

　【何を表す指標か】　リスク因子に曝露した群における発生率(リスク)と非曝露群における発生率(リスク)の差であり,曝露群の患者からリスク因子を取り除くことにより減少するリスクを表す.
　【解釈】　肥満群が減量すると,SSI発生率(リスク)が100人当たり25件減少する.

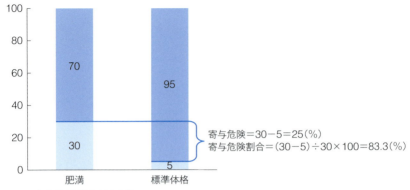

**図1 寄与危険割合(AR%)**

③ AR% = $\dfrac{曝露群における発生率 - 非曝露群における発生率}{曝露群における発生率}$ × 100

$= \dfrac{30-5}{30} \times 100 = 83.3\%$

【何を表す指標か】 曝露群の発生率(リスク)に占める曝露に由来するリスクの割合であり,曝露群からリスク因子を取り除くことにより減少するリスクの割合を表す.

【解釈】 減量により,SSI発生率(リスク)が83.3%減少する(図1).

④ PAR = 集団全体における発生率 - 非曝露群における発生率 = 17.5 - 5 = 12.5%

【何を表す指標か】 集団全体の発生率と非曝露群の発生率の差であり,患者集団からリスク因子を取り除くことにより減少するリスクを表す.

【解釈】 手術患者全員が標準体格になると,手術患者100人当たり12.5件のSSIが減少する.

⑤ PAR% = $\dfrac{集団全体における発生率 - 非曝露群における発生率}{集団全体における発生率}$ × 100

$= \dfrac{17.5-5}{17.5} \times 100 = 71.4\%$

【何を表す指標か】 集団全体の発生率(リスク)に占める曝露に由来するリスクの割合であり,患者集団からリスク因子を取り除くことにより減少するリスクの割合を表す.

【解釈】 手術患者全員が標準体格になると,手術患者全体におけるSSIリスクが71.4%減少する(図2).

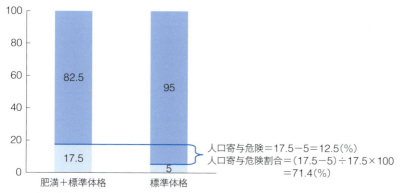

図2　人口寄与危険割合（PAR％）

## 2 特定の感染対策による感染リスクへの影響を表す指標

◇仮に肥満（BMI25以上）の患者100人を2群に分け，片方には減量のための介入を行い，もう片方には何も行わなかったとします．そして，その結果，SSI発生率が介入群では4％，非介入群では10％だったとします．介入の効果を表す指標には，次があります．

①相対リスク（RR：relative risk）
②相対リスク減少（RRR：relative risk reduction）
③絶対リスク減少（ARR：absolute risk reduction）

① $RR = \dfrac{曝露（介入）群における発生率}{非曝露（介入）群における発生率} = \dfrac{4}{10} = 0.4$

【何を表す指標か】　防御因子への曝露群（すなわち介入群）と非曝露群（非介入群）における発生率の比である．介入と感染リスクの関連，つまり介入の効果を測る指標である（図3）．

【解釈】　介入群におけるSSI発生率（リスク）は非介入群の0.4倍である．すなわち，介入にはSSIの予防効果がある可能性がある．

② $RRR = 1 - RR = 1 - 0.4 = 0.6$

【何を表す指標か】　介入を受けなかった群に比べて，介入を受けたことで相対的にリスクがどの程度減少したかを表す（図4）．実際に減少するSSI患者数は非介入群のSSI発生率に左右される（図5）．

【解釈】　非介入群と比べると，介入群ではSSI発生率が（相対的に）60％減少する．

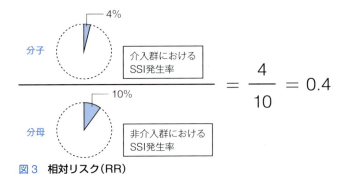

図3 相対リスク(RR)

図4 相対リスク減少(RRR)

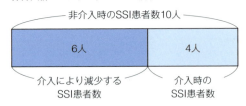

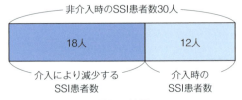

図5 同じRRR，異なる効果
同じRRRでも介入により実際に減少する患者数は非介入群
（つまり介入を行わない場合）の発生率に左右される．

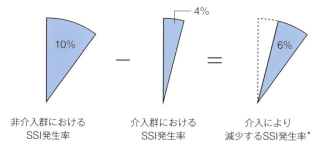

**図6　絶対リスク減少（ARR）**
＊：100×0.06＝6. 100人が介入を受けると6件のSSIを予防することが可能.

③ ARR＝非介入群における発生率－介入群における発生率 ＝10－4＝6（％）

【何を表す指標か】　介入により減少するSSI発生率およびSSI患者数を表す（図6）.
【解釈】　介入により実際にSSIを起こす患者数が6％減少する．すなわち100人の患者が介入を受けると6人がSSIを起こさずに済むようになる．

## ❸ まとめ conclusion

- 限られた資源を有効に使い，効果的また効率的に医療関連感染リスクを減らすには，以下の点について知っておくとよい．
  - 特定のリスク因子が感染症の発生にどの程度寄与しているのか
  - それを除去することで，感染リスクがどの程度減少するのか
  - 特定の感染対策を実施すると，感染リスクがどの程度減少するのか
- これらを測定するための疫学的指標を知っていれば，サーベイランスデータから得られる発生率の使い道が広がると同時に，文献から得られる情報を容易に解釈し，活用できるようにもなる．

#### 参考文献

1) Bonita R, Beaglehole R, Kjellstrom T. Basic Epidemiology, 2nd ed. WHO, Geneva, 2006
2) Centers for Disease Control and Prevention. Principles of Epidemiology in Public Health Practice, 3rd ed. http://www.cdc.gov/ophss/csels/dsepd/ss1978/
3) ヨハン・ギセック（著），山本太郎，門司和彦（訳）．感染症疫学−感染性の計測・数学モデル・流行の構造．昭和堂，2006

## 3-2 オッズ比と相対リスク

### 鉄則 18

オッズ比と相対リスクの違いを知ると，論文から感染リスクや対策の効果について正確な情報を得ることができる．

### ❶ 背景 background

◇効果的な医療関連感染対策を構築するためには，医療関連感染を引き起こしやすい要因(リスク因子)や効果的な対策(防御因子)について知る必要があります．そのためには，リスク因子や防御因子への「曝露」とその「アウトカム」である医療関連感染との関連に関する研究論文を読むことが勧められます．「曝露」と「アウトカム」の関連の強さを表す指標には大きく2種類あります．1つは相対リスク(RR)，もう1つはオッズ比です．これらの違いについて理解していなければ，論文から得られる情報を正しく読み取ることが難しくなります．

### ❷ 解説 discussion

◇RRとオッズ比の違いを理解しましょう．RRは前項 3-1 で解説しましたが，曝露によってアウトカムが起こるリスクを表します(表1)．RRはコホート研究で使われることが多い指標です(図1)．一方，オッズ比は症例対照研究で使われることが多い指標です(図2)．オッズ(odds)とは，ある事象の起きる確率と起きない確率の比です．「ある事象」とは，リスク因子または防御因子への曝露を指します．オッズ比とは，症例群における曝露オッズと対照群における曝露オッズの比です(表2)．

表1　リスク比の計算の仕方

|  | 疾患あり | 疾患なし | 計 |
|---|---|---|---|
| 曝露あり | a | b | a+b |
| 曝露なし | c | d | c+d |
| 計 | a+c | b+d | a+b+c+d |

曝露群における疾患の発生率＝a÷(a+b)．
非曝露群における疾患の発生率＝c÷(c+d)．
相対リスク＝{a÷(a+b)}/{c÷(c+d)}．

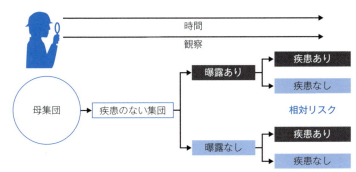

### 図1 コホート研究(cohort study)
研究を開始した時点で注目している疾患(アウトカム)をもたない集団(コホート)を追跡し,疾患のリスク因子または防御因子に曝露した群と曝露しない群における発生率を比較することにより,相対リスクを明らかにする.

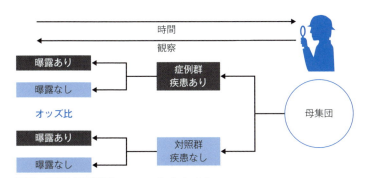

### 図2 症例対照研究(case control study)
研究を開始した時点で注目している疾患(アウトカム)のある群とない群が,過去に疾患のリスク因子または防御因子に曝露した確率を比較することにより,オッズ比を明らかにする.

### 表2 オッズ比の計算の仕方

|  | 症例 | 対照 | 計 |
| --- | --- | --- | --- |
| 曝露あり | a | b | a+b |
| 曝露なし | c | d | c+d |
| 計 | a+c | b+d | a+b+c+d |

症例群における曝露オッズ=a/c.
対照群における曝露オッズ=b/d.
オッズ比=a/c÷b/d=a/c×d/b =ad/bc.

表3 MDRAB保菌と超音波ネブライザーの使用　病院A, ICU(2015年11月)

| 超音波ネブライザー | MDRAB | | 計 |
| --- | --- | --- | --- |
| | 症例 | 対照 | |
| 曝露あり | a　20 | b　10 | 30 |
| 曝露なし | c　10 | d　50 | 60 |
| 計 | a+c　30 | b+d　60 | 90 |

オッズ比＝ad/bc＝10.

表4 オッズ比の相対リスクへの近似

- 事象の発生率が低ければ，表1のaとcの数が小さいため，a+bはほぼbに等しく，c+dもほぼdに等しいと考えられる．したがって，相対リスクの計算式の(a+b)をbに置き換え，(c+d)をdに置き換えると，オッズ比の公式となる．

$$相対リスク = \frac{a \div (a+b)}{c \div (c+d)}$$
$$\fallingdotseq \frac{a \div b}{c \div d} = \frac{ad}{bc} = オッズ比$$

◇例えば，病院Aで多剤耐性アシネトバクター(MDRAB：multidrug-resistant *Acinetobacter baumannii*)のアウトブレイクが発生したとします(表3)．要因を探るため，MDRAB陽性患者(症例)とMDRAB陰性患者(対照)を選択し，過去にさかのぼってMDRAB獲得のリスク因子となりうる要因への曝露を確認したところ，症例の多くが過去1か月以内に超音波ネブライザーを使用していたことがわかりました．そこで，過去の超音波ネブライザーの使用とMDRABの獲得についてオッズ比を計算したところ，オッズ比は10でした．オッズ比が10とは，症例は対照に比べ，過去に超音波ネブライザーに曝露した可能性が10倍高いことを意味します．

◇症例対照研究では，リスク/防御因子に曝露した集団を追跡していないので，発生率とRRを明らかにすることはできません．そのためオッズ比＝10の場合に，超音波ネブライザーを使用した患者がMDRABを獲得するリスクは，使用しなかった患者の10倍だというのは誤りになります．オッズ比が10とは，あくまでもMDRAB陽性患者が過去に超音波ネブライザーというMDRAB獲得のリスク因子に曝露した確率は，陰性患者の10倍だということを示しているにすぎません．

◇ただし，疾病の有病率が低い(つまり疾病がそう頻繁に発症するわけではない)場合，オッズ比はRRに近似することがわかっています(表4)．実際に，有病率が高い場合と低い場合でRRとオッズ比を計算すると，前者ではオッズ比がRRを大きく上回るのに対し，後者では近い値が得られることがわかります(表5，表6)．し

表5　疾患の有病率が高い場合

|  | 疾患あり | 疾患なし | 計 |
|---|---|---|---|
| 曝露あり | 7,000 | 3,000 | 10,000 |
| 曝露なし | 2,000 | 8,000 | 10,000 |
| 計 | 9,000 | 11,000 | 20,000 |

相対リスク（RR）＝3.5，オッズ比＝9.3．

表6　疾患の有病率が低い場合

|  | 疾患あり | 疾患なし | 計 |
|---|---|---|---|
| 曝露あり | 1,000 | 9,000 | 10,000 |
| 曝露なし | 500 | 9,500 | 10,000 |
| 計 | 1,500 | 18,500 | 20,000 |

相対リスク（RR）＝2.0，オッズ比＝2.1．

たがって，後者のように有病率が低い場合，オッズ比が1を上回れば，曝露がアウトカムのリスクを高めたと考えられますし，逆に1を下回れば，曝露がアウトカムのリスクを下げたと考えることができます．

## 3 まとめ conclusion

- 効果的な医療関連感染対策を構築するためには，医療関連感染を引き起こしやすい要因（リスク因子）や効果的な対策（防御因子）について知る必要があります．そのためには，リスク因子や防御因子への「曝露」とその「アウトカム」である医療関連感染との関連に関する研究論文を読むことが勧められます．「曝露」と「アウトカム」の関連の強さを表す指標には大きく2種類あります．1つは相対リスク，もう1つはオッズ比です．これらの違いがわかれば，医療関連感染対策のリスク因子や対策の有効性に関する論文に掲載された情報を正しく解釈し，活用することができます．

**参考文献**

1) Bonita R, Beaglehole R, Kjellstrom T. Basic Epidemiology, 2nd ed. WHO, Geneva, 2006
2) Centers for Disease Control and Prevention. Principles of Epidemiology in Public Health Practice, 3rd ed. http://www.cdc.gov/ophss/csels/dsepd/ss1978/

## 3-3 有病率の活用

### 鉄則 19
耐性菌の伝播を防ぐには，保菌圧の高い病棟をタイムリーに把握し，介入する．

### ❶ 背景 background

◇耐性菌の有病率（prevalence），すなわち，ある一時点または一定期間の入院患者に占める耐性菌の保菌者の割合を「保菌圧（colonization pressure）」と呼ぶことがあります．これは病棟において，耐性菌の伝播の起こりやすさを表す指標です（コラム参照，p81）．

◇図1は2つの病棟の模式図です．色網をかけたベッドは，メチシリン耐性黄色ブドウ球菌（MRSA：methicillin-resistant *Staphylococcus aureus*）が陽性の患者です．A病棟では，MRSA陽性患者が占める割合（保菌圧）は6.25%ですが，B病棟では40.6%に上ります．つまり，保菌圧の高いB病棟は，A病棟に比べてMRSAの伝播が起こりやすい状況にあるといえます．そのため，B病棟では，標準予防策と接触予防策が確実に実施されていることを確認するなど，優先的に伝播を防ぐための介入を行う必要があります．

◇耐性菌のサーベイランスでは，有病率よりも発生率（incidence）が注目されがちです．発生率は，MRSAをもたない患者が新たにMRSAを獲得するリスクを表し，耐性菌対策を評価する指標として活用できます．一方，有病率（保菌圧）は「今そこにある危機」の目安です．つまり，現時点で耐性菌対策を強化する必要性が高いか否かを評価する指標として活用することができます．保菌圧が高いと発生率が高まると予想されます．しかし，保菌圧が高い病棟や時期にタイムリーに介入することで，発生率を抑制できる可能性が生まれます．一方，保菌圧を把握していないと，介入のタイミングを逃し，結果的に発生率が高まる懸念が生じます．

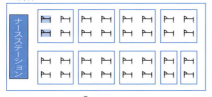
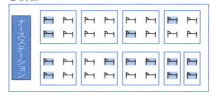

保菌圧 $\frac{2}{32} \times 100 = 6.25(\%)$　　保菌圧 $\frac{13}{32} \times 100 = 40.6(\%)$

**図1　A病棟とB病棟におけるMRSA保菌圧の違い**
色網をかけたベッドはMRSA陽性患者.

**表1　2016年4月20日時点の主要な耐性菌陽性患者一覧の例**

| 病棟 | 病室番号 | 入院日 | 氏名 | ID | MRSA | ESBL | CRPA | MDRP | MDRAB | CRE | VRE |
|---|---|---|---|---|---|---|---|---|---|---|---|
| 5E | 502 | 20160401 | ●● | 1231 | (+) | (+) |  |  |  | (+) |  |
| 5E | 516 | 20151209 | ◆◆ | 2214 |  | (+) |  |  |  |  |  |
| 5W | 537 | 20160409 | ▽▽ | 2548 | (+) |  |  |  |  |  |  |
| 6E | 612 | 20160412 | ▼▼ | 2647 |  |  |  |  | (+) |  |  |
| 6W | 630 | 20160409 | □□ | 1358 |  |  | (+) |  |  |  |  |

MRSA：methicillin-resistant *Staphylococcus aureus*（メチシリン耐性黄色ブドウ球菌），ESBL：extended-spectrum β-lactamase（基質特異性拡張型βラクタマーゼ産生菌），CRPA：carbapenem-resistant *Pseudomonas aeruginosa*，MDRP：multidrug-resistant *Pseudomonas aeruginosa*（多剤耐性緑膿菌（2剤または3剤耐性）），MDRAB：multidrug-resistant *Acinetobacter baumannii*（多剤耐性アシネトバクター），CRE：carbapenem-resistant Enterobacteriaceae（カルバペネム耐性腸内細菌科細菌），VRE：vancomycin-resistant enterococci.

## ❷ 解説　discussion

◇微生物検査室，情報システム室などの関連部門の協力を得て，医療機関で問題となりやすい耐性菌について，各病棟の保菌圧をタイムリーに確認できるシステムを構築します．例えば，1日のある一時点における耐性菌の保菌患者一覧を毎日作成できればベストです（表1）．また，その情報を病棟の関係者と情報共有することにより，病棟側でも保菌圧を把握し，接触予防策を必要とする患者を確認することが可能になります．日々の保菌圧を把握することが難しければ，週に1回あるいは月に1回など，可能な限り短い間隔でデータ集計ができないか検討を行います．保菌圧が高い時期であったにもかかわらず，発生率を低く抑えることができた場合，感染対策がうまくいったと評価することができます．

## ③ まとめ conclusion

- 耐性菌の有病率(prevalence)，すなわち，ある一時点または一定期間の入院患者に占める耐性菌の保菌者の割合を「保菌圧(colonization pressure)」と呼ぶことがある．
- これは病棟において，耐性菌の伝播の起こりやすさを表す指標である．保菌圧が高いと発生率(incidence)が高まると予想されるが，保菌圧が高い病棟や時期を把握し，タイムリーに介入することで，発生率を抑制できる可能性が生まれる．

**参考文献**

1) Bonita R, Beaglehole R, Kjellstrom T. Basic Epidemiology 2nd ed. WHO, Geneva, 2006
2) Centers for Disease Control and Prevention. Principles of Epidemiology in Public Health Practice, 3rd ed. http://www.cdc.gov/ophss/csels/dsepd/ss1978/
3) Ajao AO, Harris AD, Roghmann MC, et al. Systematic review of measurement and adjustment for colonization pressure in studies of methicillin-resistant Staphylococcus aureus, vancomycin-resistant enterococci, and clostridium difficile acquisition. Infect Control Hosp Epidemiol 32: 487-489, 2011

### 手指衛生のはなし(10) アクセスを改善すると実施率が上昇する

- スイスの病院で，ベッドサイドに手指消毒薬を設置したところ，手指衛生実施率が48％から66％に上昇し，院内感染発生率が16.9％から9.9％に低下し，MRSA (Methicillin-resistant Staphylococcus aureus infection)の伝播が1万患者日数あたり2.2件から0.9件に減少しました．
- 手指消毒薬のボトルは，作業場所から手を伸ばして届くところに設置していますか．

1) Pittet D, Hugonnet S, Harbarth S, et al. Effectiveness of a hospital-wide programme to improve compliance with hand hygiene. Infection Control Programme. Lancet 356: 1307-1312, 2000

## 3-4 サーベイランスデータの要約

### 鉄則 20

サーベイランスデータは，明確なメッセージが伝わる図表にまとめる．

### 1 背景 background

◇医療関連感染サーベイランスから得られたデータをわかりやすい図表に要約すると，短時間で明確なメッセージを伝えることができます．また，情報の要約が上手だと，職員からの信頼感も高まります．しかし，図表に含まれる情報が不明瞭な場合や，不足している場合は，情報伝達は困難になり，信頼感の構築を阻害する要因ともなります．

### 2 解説 discussion

◇図表を作成する際に，押さえておいたほうがよいポイントがあります．これらを以下にまとめたので，図表作成の際には活用してみてください．

①タイトルをつける
→タイトルには，図表に掲載されている数値が，いつ，どこで，誰を対象に収集され，何を表しているのか表現する．すなわち「何のためのデータか」ではなく，「何を表すデータか」がわかるタイトルをつける．

> わかりにくいタイトルの例：A 病院における手指衛生の向上をめざして
> わかりやすいタイトルの例：手指衛生実施率（職種別）病院 A 2015 年度

②発生率などの指標の計算式を欄外に明記する．
③アルファベットの略語は欄外にスペルアウトし，日本語訳を併記する．
④グラフと図の長所と短所を知り，使い分ける（表1）
⑤グラフの種類ごとの特徴を知り，使い分ける（表2）

### 表1 グラフと表の長所と短所

| | 長所 | 短所 |
|---|---|---|
| グラフ | ・短時間で視覚的にデータの全体像を把握することができる | ・詳細な数値を掲載するのが難しい場合がある<br>・作成に基本的なコンピュータースキルを要する |
| 表 | ・グラフに比べて詳細なデータを提示できる<br>・限られたスペースに多くの情報を掲載することができる<br>・作成するのに技術を要さない | ・数値を読み取る必要があり,グラフに比べて情報の把握に時間を要する |

### 表2 主なグラフの種類と特徴

| | | |
|---|---|---|
| 離散型データにも連続型データにも使えるグラフ(コラム参照,p36) | パイチャート | ・全体に占める各構成要素の割合を表す<br>・パイの大きさによって視覚的に割合を把握することができる(図1)<br>・パイの大きさに差がない場合や細切れの場合は,割合の差を把握しづらい<br>・全体を表すデータが複数ある場合は,複数のパイチャートを並べるよりも,積み上げ棒グラフを使ったほうがわかりやすい |
| | 積み上げ棒グラフ | ・パイチャート同様,棒の全体に占める各構成要素の割合を表す<br>・全体を表すデータが複数ある場合は,棒を並べることにより,構成割合の比較ができる(図2) |
| | スポットマップ | ・症例や率を地図上に記載したものである(図3)<br>・アウトブレイクの際に,症例が発生した場所を把握するために使用されることが多い |
| | 発生率や有病率を表す地図 (rate map) | ・地域ごとの疾患の発生率や有病率を色の濃淡で表現した地図<br>・発生率や有病率が高い地域ほど濃い色で表される<br>・インフルエンザの流行レベルマップなどに使われる(図4) |
| | 棒グラフ | ・棒の高さを見ることにより,カテゴリーごとの症例数や割合を比較する(図5)<br>・横向きの棒グラフを作成すると,各カテゴリーのラベルが長い場合でも表記しやすい(図6) |
| 連続型データに使えるグラフ | 折れ線グラフ | ・連続型データの変動を表現する(図7)<br>・縦軸にはデータの目盛と単位が,横軸には時間の単位がわかるよう作成する<br>・複数のグラフを読む際には,縦軸の目盛を確認することが重要である.<br>・縦軸の目盛はゼロから開始する. |
| | ヒストグラム | ・本来は途切れない連続型データを一定の間隔で区切り,間隔ごとの症例数や率を棒の高さで表現する(図8)<br>・棒グラフに似ているが,棒の間には隙間がないか狭い<br>・ヒストグラムの形により,データの分布が正規分布に近いのか,ゆがんでいるのか把握することができる<br>・正規分布に近い場合は,データの中心を表す指標として平均値を,またデータの広がりを表す指標として標準偏差を用いることができる.ゆがんだデータの場合は,平均値の代わりに中央値と,標準偏差の代わりに中心四分位範囲(interquartile range)を使用する(**コラム参照,p82**). |

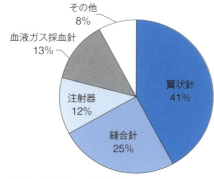

**図1 パイチャートの例**
針刺し・切創の原因器材の内訳($n=120$), (病院A, 2015年度).

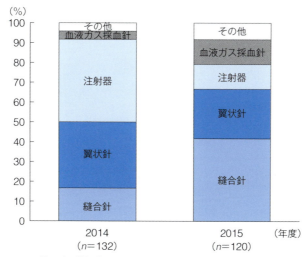

**図2 積み上げ棒グラフの例**
針刺し・切創の原因器材の内訳(病院A, 2014および2015年度).
このように2つ以上の全体データ(ここでは2014年と2015年度データ)がある場合は, パイチャートを並べるのではなく, 積み上げ棒グラフの棒を並べたほうが視覚的に割合の変化を把握しやすい.

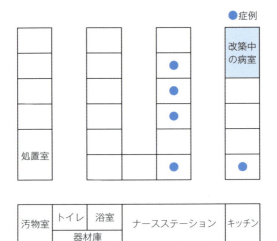

**図3 スポットマップの例**
アスペルギルス症例発生病室(病院A, B病棟, 2016年1月).

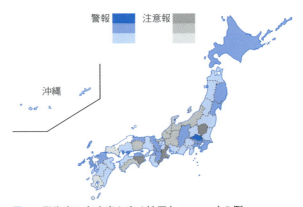

**図4 発生率や有病率を表す地図(rate map)の例**
インフルエンザ流行レベルマップ.
2014年第52週(12月22日〜28日), 2015年1月6日現在.
〔国立感染症研究所ホームページ(http://www0.nih.go.jp/niid/idsc/Hasseidoko/Levelmap/flu/2014_2015/trend.html)より〕

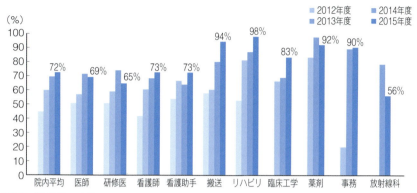

図5　棒グラフの例
手指衛生実施率．病棟，職種，年度別（病院A，2012〜2015年度）．

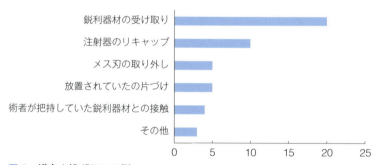

図6　横向き棒グラフの例
手術室における針刺し・切創発生状況別件数（病院A，2015年度）．

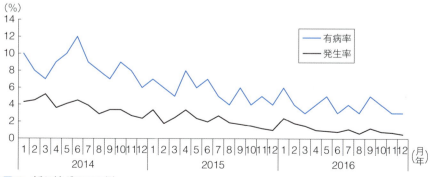

図7　折れ線グラフの例
MRSA陽性入院患者，月ごとの有病率と発生率の推移（病院A，2014年1月〜2016年12月）．

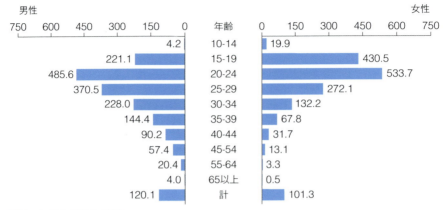

**図8 ヒストグラムの例**
淋病発生率(人口10万人対, 年齢および男女別, 米国, 2014年).
Gonorrhea — Rates of Reported Cases by Age and Sex, United States, 2014.
〔Centers for Disease Control and Prevention. Gonorrhea Statistics. http://www.cdc.gov/std/gonorrhea/stats.htm より〕

## ❸ まとめ conclusion

● 医療関連感染サーベイランスデータをわかりやすく要約した図表を活用すると,短時間で明確なメッセージを伝えることができるだけでなく,職員からの信頼感も高まる.

#### 参考文献
1) Bonita R, Beaglehole R, Kjellstrom T. Basic Epidemiology, 2nd ed. WHO, Geneva, 2006
2) Centers for Disease Control and Prevention. Principles of Epidemiology in Public Health Practice, 3rd ed. http://www.cdc.gov/ophss/csels/dsepd/ss1978/

## 3-5 迅速診断検査結果の捉え方

### 鉄則 21
迅速診断検査結果が陰性であることを理由に感染対策を解除してはならない．

### 1 背景 background

◇医療機関では，インフルエンザウイルス，*Clostridium difficile*，アデノウイルス，ノロウイルス，RS ウイルスなどの病原体による感染症の診断を補助する迅速診断検査が導入されています．いずれも短時間で結果が判明するので，医療現場では重宝されています．しかし，迅速診断検査の結果が陰性であっても，感染症に罹患し，感染性を発揮している場合があるため，陰性の結果のみに基づいて感染対策を解除すると，二次感染のリスクが生じます．

◇迅速診断検査にかかわらず，あらゆる臨床検査には感度と特異度があります．感度と特異度の定義は次のとおりです．

・感度（sensitivity）…疾患のある患者を正しく陽性と判定する検査の能力

$$感度 = \frac{真の陽性}{真の陽性 + 偽陰性}$$

・特異度（specificity）…疾患のない患者を正しく陰性と判定する検査の能力

$$特異度 = \frac{真の陰性}{真の陰性 + 偽陽性}$$

|  | 検査結果 | |
|---|---|---|
|  | 陽性 | 陰性 |
| 疾患あり | 真の陽性 | 偽陰性 |
| 疾患なし | 偽陽性 | 真の陰性 |

◇例えば，架空のインフルエンザ迅速診断検査「フルキット」で検査を行ったところ，インフルエンザのある患者 10 人のうち，7 人が陽性と判定されたとします（表1）．この結果から，「フルキット」の感度は 70％ であることがわかります．これは，「フ

**表1 インフルエンザ迅速診断検査「フルキット」の感度と特異度**

|  | 検査結果 ||  計  |
|---|---|---|---|
|  | 陽性 | 陰性 |  |
| 疾患あり | 7<br>真の陽性 | 3<br>偽陰性 | 10 |
| 疾患なし | 1<br>偽陽性 | 9<br>真の陰性 | 10 |
| 計 | 8 | 12 | 20 |

感度＝7÷10×100＝70％，特異度＝9÷10×100＝90％

ルキット」を使うと，インフルエンザを発症している人の70％は検査で正しく陽性（真の陽性）となるものの，30％は偽陰性，すなわち本当は発症しているのに陰性と判定されてしまうことを意味します．言い換えると，「フルキット」のように感度が比較的低い検査で陰性と判定されても，接触歴，潜伏期間や症状などから感染したことが疑われる場合は，偽陰性の可能性を疑う必要があるということです．

◇一方，インフルエンザを発症していない患者10人については，9人が陰性と判定されたことから，「フルキット」の特異度は90％となります．これは，「フルキット」を使うと，インフルエンザを発症していない人のほとんどが正しく陰性と判定され，偽陽性，すなわち発症していないのに陽性と判定されてしまう人は少ないことを意味します．言い換えると，「フルキット」のように特異度が高い検査で陽性と判定されたら，きわめて高い確率で陽性であると考えてよいことになります．

## ❷ 解説 discussion

◇「フルキット」のように，一般的に迅速診断検査の感度は低く，特異度は高く設定されています．そのため，感染症に罹患し，感染性を発揮していても陰性となる患者が一定割合存在することを念頭において迅速診断検査の結果を解釈する必要があります．つまり，仮に迅速診断検査が陰性であっても，接触歴，潜伏期間，症状などから感染症が否定できない場合は，感染経路に応じた対策を実施したほうがよいことになります．医療機関で採用している迅速診断検査の感度と特異度は，添付文書などに記載されています．一度確認するとよいでしょう．

## 3 まとめ conclusion

- 一般的に迅速診断検査の感度は低く，特異度は高く設定されている．
- そのため，迅速診断検査の結果が陰性であっても，実は感染症に罹患し，感染性を発揮している場合がある．
- 二次感染のリスクを防ぐために，接触歴，潜伏期間，症状などから感染症が否定できない場合は，感染経路に応じた対策を実施したほうがよいと考えられる．

#### 参考文献
1) Bonita R, Beaglehole R, Kjellstrom T. Basic Epidemiology, 2nd ed. WHO, Geneva, 2006
2) ヨハン・ギセック(著). 山本太郎, 門司和彦(訳). 感染症疫学-感染性の計測・数学モデル・流行の構造. 昭和堂, 2006

### 手指衛生のはなし(11) 手指衛生の効果(初期のエビデンス)

- 手指衛生が感染予防に有効であることを世界で初めて報告したのは，ハンガリー出身の産科医師ゼンメルワイス(1818〜1865)です．
- 1846年，ウィーン総合病院 第1産科クリニックでは，産褥熱による死亡率は13.1％に上りました．遺体解剖後に医師・医学生が妊婦の診察を行っていたためです．
- ゼンメルワイスが解剖後の手指消毒を推進したところ，死亡率は2.4％まで低下しました．

1) Rotter ML. 150 years of hand disinfection—Semmelweis' heritage. Hyg Med 22: 332-339, 1997

## 3-6 医療器具使用比と医療器具平均留置日数

**鉄則 22**

医療器具の長期留置に伴う感染リスクを評価するには，医療器具使用比ではなく，平均留置日数を使う．

### ❶ 背景 background

◇膀胱留置カテーテル（以下，カテーテル）の長期留置がカテーテル関連尿路感染（CAUTI：catheter-associated urinary tract infection）のリスクを高めることはよく知られています．カテーテル留置期間を短縮するためのリマインダーシステム[注1]や，抜去オーダー[注2]などの取り組みは，CAUTI 発生率の低下につながることが，エビデンスレベルの高い研究で示されています．

◇医療機関で，カテーテルの長期留置が課題である場合，留置日数を短縮する取り組みが必要になります．また，取り組みを開始した後は，実際にカテーテルの留置期間が短縮されているのか評価することも重要です．では，カテーテル長期留置という課題の有無や，取り組みによる改善の程度を知るには，どのような指標を用いればよいのでしょうか．

◇医療器具の使用頻度を評価する指標に「医療器具使用比（DUR：device utilization ratio）」があります．DUR は，以下の計算式で求めます．ここでいう医療器具とは，カテーテル，チューブ，ラインなどを指します．

$$医療器具使用比（DUR）＝\frac{一定期間における延べ医療器具使用日数}{分子と同期間における延べ入院患者日数}$$

◇計算式からわかるとおり，DUR は，観察対象の患者集団が入院していた延べ日数

---

注1 患者の担当医師や看護師に，カテーテルが留置されていることと，不要な場合は抜去する必要があることを思い起こさせるシステム
注2 カテーテル留置後，一定の日数が経過するか，あらかじめ決められた条件を満たしたときに，医師や看護師に対してカテーテル抜去を促すシステム

表1 医療器具(膀胱留置カテーテル)使用比と平均カテーテル留置日数

|  | ICU(8床) | 一般病棟(40床) |
|---|---|---|
| 医療器具使用比 | 0.8 | 0.4 |
| 平均カテーテル留置日数 | 3日 | 14日 |
| 平均在院(室)日数 | 4日 | 17日 |

(病院A, 2015年10月)

のうち,医療器具(今回の例ではカテーテル)を使用していた延べ日数の割合です.最大値は1となり,この場合,すべての患者が入院中毎日カテーテルを留置していたことを意味します.ですから,DURが1に近づくほど,入院患者に占めるカテーテル留置患者の割合が高まり,患者集団のCAUTIリスクが高まるということになります.では,カテーテル長期留置という課題の有無や改善の程度を知るための指標として,DURが適切だといえるでしょうか.

◇DURの解釈で注意する必要があるのは,DURが高くても,カテーテルの平均留置日数が長いとは限らず,反対にDURが低くてもカテーテルの平均留置日数が短いとは限らないという点です.表1を見てください.これは架空のデータですが,実際に集中治療室と一般病棟のDURとカテーテル留置日数を比較すると,似たような結果が得られます.

◇表1のデータでは,ICUのDURは一般病棟の2倍ですが,平均カテーテル留置日数は一般病棟の1/3以下です.つまり,ICUでは,日々の在室患者に占めるカテーテル留置患者の割合は高いものの,在室中の1人ひとりの留置日数は必ずしも長いわけではありません.このような結果は,カテーテルの長期留置がICUにおける主要なCAUTIリスクではないことを教えてくれます.もちろん,短期間ではあってもカテーテルを使用する患者数は多く,その大多数が重篤な基礎疾患や免疫不全など,長期留置以外のCAUTIリスク因子を抱えていることから,ICU患者のCAUTIリスク自体が低いわけではありません.

◇一方,一般病棟ではDURはICUの1/3ですが,平均カテーテル留置日数は3倍以上です.これは,一般病棟では,日々の入院患者に占めるカテーテル留置患者の割合はさほど高くはないものの,ひとたびカテーテルを留置すると平均2週間ほど留置することになることを意味します.このことから,一般病棟では,カテーテ

ルの長期留置という CAUTI のリスク因子をもつ患者が一定割合存在することがわかります．

◇以上の理由で，DUR は各部門のカテーテルの使用頻度は表しますが，留置期間を反映するとは限らないため，カテーテルの長期留置という課題や改善の程度を評価する指標として常に適切であるとはいえません．

## 2 解説 discussion

◇カテーテルの留置期間を評価したい場合は，観察対象となった個々の患者の留置日数から患者集団の平均留置日数を計算するとよいでしょう．

◇CAUTI 予防に DUR が役に立たないということではありません．高い DUR は，CAUTI 予防の必要性が高いことを知らせるシグナルです．ただし，DUR が高い背景（つまり，医療器具の使用頻度が高くて使用期間も長いのか，使用頻度は高いが使用期間は短いのか）を DUR から知ることはできません．DUR が高いときは，患者集団におけるカテーテルの挿入から抜去に至るプロセスを振り返り，改善を要する課題を見つける作業が必要です．一方，DUR が低い部門であっても，カテーテルの長期留置といったリスク因子をもつ患者がいることがあるので，DUR が低い部門は安心してよいということではありません．

## 3 まとめ conclusion

- DUR は各部門のカテーテルの使用頻度は表すが，留置期間を反映するとは限らない．
- そのため，カテーテルの長期留置という課題や，留置期間を短縮するための取り組みによる改善を評価するには，観察対象となった個々の患者の留置日数から患者集団の平均留置日数を計算するとよい．

#### 参考文献
1) Meddings J, Rogers MA, Macy M, et al. Systematic review and meta-analysis: reminder systems to reduce catheter-associated urinary tract infections and urinary catheter use in hospitalized patients. Clin Infect Dis 51: 550-560, 2010

## 発生率と有病率（→本編 3-1 も参照）

- 感染症や保菌などのアウトカムを評価する指標は，発生率と有病率に大別されます（表）．有病率の分子は，ある一時点または期間中に存在する感染症や保菌などの症例数，発生率の分子は，ある期間中に新たに発生した症例数です．
- 分母のリスク人口（population at risk）とは，分子としてカウントされる事象を起こしうる人の集団です．例えば，病院Aで2016年5月におけるMRSAの保菌および感染症の発生率を明らかにする場合，分母は病院Aで2015年12月に入院した患者数です．入院患者は誰もがMRSAの保菌者になりうるからです．
- 発生率と有病率は違うものを評価しています．有病率は，感染症や保菌などのアウトカムが現在どのくらい起きているかを表します．発生率は感染症や保菌などのアウトカムがどのくらい起こりやすいか，すなわち発生リスクの大きさを表します．また，耐性菌サーベイランスにおいて，有病率は耐性菌の伝播の起こりやすさ（保菌圧）を，発生率は耐性菌の獲得のしやすさを表しています．一般的に保菌圧が高いと，発生率も高くなりがちですので，そのような病棟や時期には注意が必要です．

**表　発生率と有病率**

|  | 発生率<br>（incidence rate） | 有病率<br>（prevalence rate） |
|---|---|---|
| 分子 | ある期間中に新たに発生した症例数 | ある一時点または期間中に存在する症例数 |
| 分母 | リスク人口 | リスク人口 |
| 何を評価しているか | ・感染症や保菌などの事象が<u>どの程度起こりやすいか</u>（発生リスク）<br>・耐性菌サーベイランスでは，耐性菌を新たに獲得するリスク | ・感染症や保菌などの事象が<u>どの程度起きているか</u><br>・耐性菌サーベイランスでは，耐性菌が伝播するリスク（保菌圧） |

1) Bonita R, Beaglehole R, Kjellstrom T. Basic Epidemiology, 2nd ed. WHO, Geneva, 2006
2) Centers for Disease Control and Prevention. Principles of Epidemiology in Public Health Practice, 3rd ed. http://www.cdc.gov/ophss/csels/dsepd/ss1978/

## データの中心と広がりの指標（➡本編 3-4 も参照）

- 1つの変数について集めたデータをデータセットといいますが、連続型のデータセットにはデータの大部分が集まる中心点があります。そして、その中心点の左右にデータが広がっています。この広がりを分布とも言います。
- データの中心点を表す指標は、以下のように定義されています。
    - 平均値：データセットの算術平均であり、すべての値を合計し、値の数で除したもの
    - 中央値：大きさの順に並べられたデータをちょうど中央で分ける値
    - 最頻値：データセットのなかで、最も頻繁に出現する値
- データの広がり方には、正規分布に近い分布とゆがんだ分布があります。正規分布に近い分布では、平均値、中央値、最頻値がほぼ一致します。そして、データの中心を表す値として一般的に平均値が用いられます。一方、ゆがんだ分布では、平均値が左右の裾にある大きな（あるいは小さな）値に引っ張られてしまうため、中心を表す値には、中央値を使用します。
- データの中心点の左右にデータがどのように分布しているか表す指標に標準偏差（SD：standard deviation）と中心四分位範囲（IQR：interquartile range）があります。正規分布するデータには標準偏差を、ゆがんだデータには中心四分位範囲を使用します。これらの計算方法や解釈の仕方については、本書の範囲を外れるため、統計学の専門書に解説を譲ります。

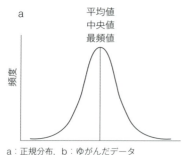
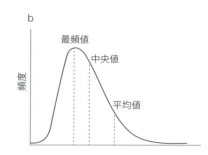

a：正規分布，b：ゆがんだデータ

1) 浅井隆. いまさら誰にも聞けない医療統計の基礎のキソ1 まずは統計アレルギーを克服しよう！ アトムス, 2010
2) 新谷歩. 今日から使える医療統計. 医学書院, 2015

## 感染経路(➡本編 4-1 4-2 4-3 も参照)

- 感染は，病原微生物が病原巣を出て，特定の感染経路を通り，感受性宿主に侵入門戸から入り込むことによって起こります．このような疫学的視点で，感染に至るまでのイベントの連鎖を表現した図式は"chain of infection"と呼ばれます(図)．

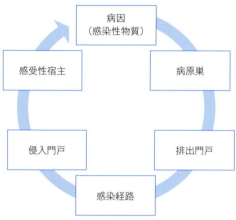

病因：医療関連感染の原因となる微生物やプリオンなどの物質
病原巣：病因が生存可能な場所
排出門戸：病因が病原巣を出る際に通る身体部位
感染経路：病因が病原巣から感受性宿主にうつるためのメカニズム(伝播経路ともいう)
侵入門戸：微生物が感受性宿主に侵入する際に通る身体部位
感受性宿主：感染症(あるいは保菌)を起こすリスクのあるヒト

**図　感染に至る出来事の連鎖(chain of infection)**

- 感染経路(伝播経路ともいう)とは，病原微生物が病原巣から，感受性宿主にうつるためのメカニズムを指します．感染経路の分類の仕方にはさまざまありますが，「米国公衆衛生協会」(APHA：American Public Health Association)は次のように分類しています．
- 直接感染
  ・接触感染：直接的に皮膚や粘膜同士が接触することによる感染経路
  ・飛沫感染：咳，くしゃみ，会話や歌唱などの際に生じる飛沫が，付近(通常3m以内)にいる人の眼，鼻，口の粘膜に付着することによる感染経路

■ 間接感染
- 空気感染：空気中を漂うほこりや微粒子によりもち運ばれた病原微生物を吸入することによる感染経路
- 媒介物感染：病原微生物が物体や物質（物品，食品，輸液，生物由来製品など）を介して侵入門戸から入り込むことによる感染経路
- 節足動物媒介：蚊，ハエ，ダニなどの節足動物がもち運ぶ機会的感染と，節足動物の体内で増殖や変化を経てヒトへの感染性が発揮される生物学的感染がある

**参考文献**

1) American Public Health Association. Explanation of Terms. In: Control of Communicable Diseases Manual, 19th ed (Heymann DL, ed). pp703-716, American Public Health Association, Washington DC, 2008

第4章

# 感染対策の効果を引き出す

◇ ガイドラインで推奨される対策を導入しても，効果がなかったという経験はありませんか．
◇ 感染対策が効果を発揮するには，感染対策担当者が，ガイドラインに使われるのではなく，ガイドラインを使いこなす必要があります．
◇ 本章では，感染対策の導入と運用における鉄則を紹介します．

## 4-1 感染経路別予防策の組み立て方

> **鉄則 23**
> 感染経路別予防策は，感染症の疫学的特徴に合わせてカスタマイズする．

### ① 背景 background

◇医療機関においてヒト-ヒト感染を予防するには，CDC が隔離予防策ガイドラインで推奨する標準予防策と感染経路別予防策を型どおり行えばある程度こと足ります．しかし，ガイドラインに書かれていることを実直に行うだけで，感染症の疫学的特徴に合わせて感染対策をカスタマイズしないと，二次感染を防ぐことが難しい場合があります．

◇例えば，水痘と結核はどちらも CDC ガイドラインによると空気予防策の対象となる感染症です．しかし，具体的な対策の実施方法，隔離期間，隔離解除の条件，感受性のある接触者への対応などは，両者で異なります．これらの対策の違いは，それぞれの感染症の疫学的特徴によって生じるものです．

### ② 解説 discussion

◇医療機関で行うヒト-ヒト感染対策は，標準予防策と感染経路別予防策がベースになりますが，病原体の特徴，感染経路，潜伏期間，感染性期間，感受性といった疫学的特徴に合わせて，対策をカスタマイズする必要があります（表1，図1）．

#### ❶ 病原体の特徴

・ヒトへの感染のしやすさや，感染症を起こした場合の経過は，病原体がもつ以下の特徴により異なります．

> 感染性（infectivity）：宿主の組織に侵入し増殖する力
> 微生物量（infectious dose）：感染を起こすために必要な微生物の量
> 病原性（pathogenicity）：感染症を引き起こす力
> 毒性（virulence）：重篤な感染症を引き起こす力

**表1 医療機関内でヒト-ヒト感染する代表的な感染症の疫学的特徴**

|  | 季節性インフルエンザ | ノロウイルス感染症 |
| --- | --- | --- |
| 病原体の特徴 | ・ヒトインフルエンザウイルスは、ヒトの気道上皮細胞に感染する<br>・基本再生産数*は1.28と比較的低いが、医療機関や学校など、人が密に接する場所で集団感染を起こすことがある<br>・乳幼児、高齢者、妊婦、免疫不全、慢性疾患をもつ患者は重篤な合併症のリスクが高い<br>・薬剤耐性株も出現しているがまだ一般的ではない<br>・環境表面から手指にうつったあと、24時間ほど生存する | ・複数の遺伝子グループと遺伝子型があり、変異型が発生することがある<br>・ヒトの小腸の上皮細胞に感染する<br>・微量のウイルスの摂取で感染する<br>・医療機関で集団感染を起こすことがある<br>・毒性や致命率は高くはない<br>・エンベロープをもたず、アルコールに抵抗性がある<br>・硬い環境表面では約12時間程度、カーペットでは約12日間生存する |
| 感染経路 | ・飛沫感染が主体である。環境表面から手指を介した間接伝播は起こりうるが、環境や皮膚の表面でウイルスは長時間生存しないため、主要な感染経路ではない<br>・気管挿管や心臓マッサージなど多量のエアゾルを発生する処置で空気感染する可能性がある | ・汚染された食品の摂取や、患者の便・吐物とこれらで汚染されたモノとの接触により伝播する。医療機関では、後者のほうが多くみられる<br>・一過性に空気中に飛散する吐物・便に含まれるウイルスの経口摂取で感染することもある |
| 潜伏期間 | 1〜4日 | 12〜48時間 |
| 感染性期間 | ・症状出現の前日から5〜7日目くらいまで<br>・小児や免疫不全患者は感染性期間が長期化する | ・症状が続く間と発症後24〜72時間は最も感染性が高い<br>・症状消失後も2〜3週間にわたりウイルスを排泄する |
| 感受性 | ・再感染が起こりうる<br>・毎年インフルエンザワクチンを接種することにより重症化が予防できるといわれている<br>・接触後早期の抗インフルエンザ薬予防投与による感染予防が可能 | ・再感染が起こりうる<br>・ワクチンは開発中<br>・血液型抗原の種類により感受性が異なると考えられている |

*:基本再生産数(basic reproduction number)。感受性者ばかりの人口集団に1人の感染者が入った場合に発生する二次感染者の平均数。

> 致命率(case fatality):死を生じる力
> 宿主特異性(host specificity):特定のターゲット(動物やヒト)に感染を起こす力
> 薬剤耐性(antimicrobial resistance):薬剤への抵抗性
> 生存力(viability):種々の環境で生存する力

## 2 感染経路

・病因が病原巣から感受性宿主にうつるためのメカニズムです(コラム参照、p83)。

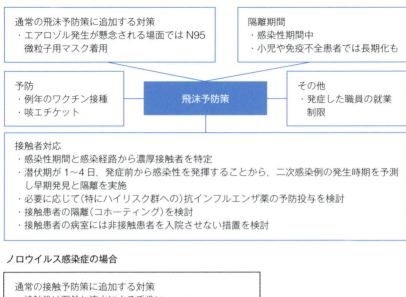

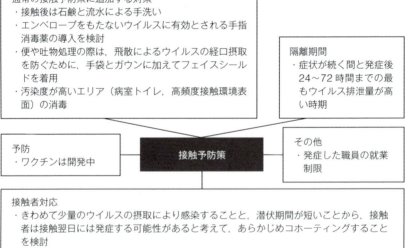

**図1　表1の疫学的特徴から実施が求められるヒト-ヒト感染を防ぐための対策**

## 3 潜伏期間

・病原体との最初の接触から，感染に関連した症状の出現までの期間です．インフルエンザのように潜伏期間が1～3日と短い感染症もあれば，アデノウイルスによる

流行性角結膜炎のように4〜12日間と比較的長い感染症もあります.

### 4 感染性期間
- 感染症を起こしているヒトや動物から,病原体が他のヒトや動物に伝播する期間であり,感染症により異なります.水痘やインフルエンザのように,症状が出現する前から感染性が出現する感染症もあれば,中東呼吸器症候群(MERS：Middle East respiratory syndrome)のように,症状が出現してから感染性を発揮する感染症もあります.また,小児では,A群溶血性レンサ球菌咽頭炎のように,抗菌薬の投与開始後24時間程度で感染性が急激に低下する感染症もあれば,インフルエンザのようにウイルスが長期的に排泄される感染症もあります.

### 5 感受性
- 病原体に曝露したときの感染のしやすさです.麻疹のようにワクチンにより免疫を獲得できる感染症もあれば,RSウイルスのように再感染を繰り返す感染症もあります.

## 3 まとめ conclusion

- 医療機関でヒト-ヒト感染を予防するには,病原体の特徴,感染経路,潜伏期間,感染性期間,感受性に合うように,感染経路別予防策をカスタマイズする必要がある.

### 参考文献
1) Siegel JD, Rhinehart E, Jackson M, et al. 2007 Guideline for Isolation Precautions: Preventing Transmission of Infectious Agents in Healthcare Settings. http://www.cdc.gov/hicpac/2007IP/2007isolationPrecautions.html [2015.9.11]
2) American Public Health Association. Explanation of Terms. In: Control of Communicable Diseases Manual, 19th ed (Heymann DL, ed). American Public Health Association, Washington DC, pp703-716, 2008
3) Centers for Disease Control and Prevention. Prevention Strategies for Seasonal Influenza in Healthcare Settings. http://www.cdc.gov/hicpac/2007IP/2007isolationPrecautions.html [2015.9.11]
4) Boone SA, Gerba CP. Significance of Fomites in the Spread of Respiratory and Enteric Viral Disease. Appl Environ Microbiol 73: 1687-1696, 2007
5) Biggerstaff M, Cauchemez S, Reed C, et al. Estimates of the reproduction number for seasonal, pandemic, and zoonotic influenza: a systematic review of the literature. BMC Infect Dis 14: 480, 2014
6) Public Health Agency of Canada. Respiratory Syncytial Virus. Pathogen Safety Data Sheet ñ Infectious Substances. http://www.phac-aspc.gc.ca/lab-bio/res/psds-ftss/pneumovirus-eng.php [2015.9.15]
7) CDC. Updated Norovirus Outbreak Management and Disease Prevention Guidelines. http://www.cdc.gov/mmwr/preview/mmwrhtml/rr6003a1.html [2015.9.10]
8) Guideline for the Prevention and Control of Norovirus Gastroenteritis Outbreaks in Healthcare Settings, 2011. http://www.cdc.gov/hicpac/norovirus/tables/evidence-table-q3-ron.html [2015.9.10]

## 4-2 感染経路別予防策の選び方

**鉄則 24**

感染症の主要な感染経路に合った感染経路別予防策を選択する．

### 1 背景 background

◇感染症にはそれぞれ主要な感染経路があります（コラム参照，p83）．感染症の伝播を予防するには，主要な感染経路を遮断する必要がありますが，その点において，以下の対策には不備があります．
・痰からMRSAが検出されている患者に対して，飛沫予防策を実施する．
・RSウイルス感染症の小児に，飛沫予防策を実施する．
・マイコプラズマ肺炎が疑われる患者に，標準予防策で対応する．

◇MRSAの主要な感染経路は接触です．検出部位に関係なく，MRSA保菌患者自身やそのベッド周辺の環境表面は，多数のMRSAで汚染されています．また，浸出液や分泌物のような体外に排出される湿性生体物質の量が多い患者ほど，汚染の程度は高いと考えられています．医療従事者が患者や周囲環境表面に触れた際に手指がMRSAで汚染され，その手指で他の患者に触れることで伝播します．そのため，MRSA保菌患者には接触予防策を実施します．

◇RSウイルスは飛沫によっても伝播しますが，主要な感染経路は接触です．呼吸器感染症なので，飛沫予防策で対応するものと思っている医療従事者は多いかもしれません．飛沫感染が主体のインフルエンザウイルスと異なり，RSウイルスは環境表面に数時間，手の上では30分以上生存すると報告されています．医療機関内で起こるRSウイルスの二次感染は，RSウイルスを含む気道分泌物や，RSウイルスで汚染された環境表面に触れた手で，眼や鼻の粘膜に触れることによって起こります．そのため，RSウイルス感染症には，接触予防策を実施します．飛沫感染の可能性に対しては，標準予防策の考え方に基づいて必要時にマスクを着用して予防します．状況に応じてマスクの必要性を個々の医療従事者が判断するのが難しい場合は，飛沫予防策を併用するのは間違いではないでしょう．しかし，その場合で

も，接触予防策は忘れずに実施する必要があります．

◇マイコプラズマ肺炎の主要な感染経路は飛沫です．マイコプラズマ肺炎は，特に密閉空間で感染性が高く，病院や長期療養型施設でのアウトブレイクも発生しています．小児領域と異なり，成人患者を診る部門では，インフルエンザ以外の飛沫予防策を要する呼吸器感染症に出会う機会は多くありません．そのため，マイコプラズマ肺炎のようにインフルエンザの他にも飛沫予防策が必要な感染症があることを医療従事者が知らない場合もあります．

◇これらの例のように，医療関連感染の主要な伝播経路に合った感染経路別予防策を講じなければ，二次感染のリスクが生じてしまいます．

## 2 解説 discussion

◇標準予防策を実施すれば多くの医療関連感染を予防できますが，標準予防策だけでは予防が難しい感染症や病原微生物もあります．それらをもつ患者には，医療機関内での二次感染を防ぐために，それぞれの主要な感染経路に応じて，接触予防策，飛沫予防策，空気予防策と呼ばれる感染経路別予防策を標準予防策に追加して行うことが CDC などの専門機関が発行するガイドラインで推奨されています．

◇医療関連感染のなかには，先述の RS ウイルスのように複数の感染経路をもつものがあります．例えば，水痘は水痘ウイルスが空気中に浮遊することにより空気感染しますが，水疱との直接接触でも伝播することがあります．このような感染症の場合，CDC は，最もリスクが高い感染経路に対して行う感染経路別予防策を規定し，それ以外の感染経路については標準予防策で対応することを推奨しています．すなわち，水痘に対しては空気予防策を実施し，水疱に触れる場合は標準予防策に基づいて手袋を着用するということになります．主要な感染経路が複数ある感染症もあります．その場合は，複数の感染経路別予防策を組み合わせて実施します．

◇このように感染経路別予防策は，主要な（つまり，より感染リスクが高い）感染経路に基づいて選択する必要があります．感染経路別予防策を選択する際には，CDC の隔離予防策ガイドラインに掲載されている一覧を参考にするとよいでしょう．新興感染症は，感染経路がまだ明らかでないことがあります．その場合は，疑われている感染経路に対応する感染経路別予防策を選択します．

## ❸ まとめ conclusion

- 感染経路別予防策を選択するときは，予防したい感染症の主要な感染経路に合う対策を選択する．
- また，それ以外の感染経路に対して，標準予防策で対応することも忘れないようにする．

**参考文献**

1) Boyce JM, Potter-Bynoe G, Chenevert C, et al. Environmental contamination due to methicillin-resistant Staphylococcus aureus: possible infection control implications. Infect Control Hosp Epidemiol 18: 622, 1999
2) Boyce JM, Havill NL, Otter JA, et al. Widespread environmental contamination associated with patients with diarrhea and methicillin-resistant Staphylococcus aureus colonization of the gastrointestinal tract. Infect Control Hosp Epidemiol 28: 1142, 2007
3) American Academy of Pediatrics. Respiratory Syncytial Virus. In: Red Book: 2009 Report of the Committee on Infectious Diseases, 28th ed (Pickering LK, Baker CJ, Kimberlin DW, eds). p561, American Academy of Pediatrics, Illinois, 2009
4) Hyde TB, Gilbert M, Schwartz SB, et al. Azithromycin prophylaxis during a hospital outbreak of Mycoplasma pneumoniae pneumonia. J Infect Dis 183: 907, 2001
5) Hastings DL, Harrington KJ, Kutty PK, et al. Mycoplasma pneumoniae outbreak in a long-term care facility--Nebraska, 2014. MMWR Morb Mortal Wkly Rep 64: 296, 2015
6) Klement E, Talkington DF, Wasserzug O, et al. Identification of risk factors for infection in an outbreak of Mycoplasma pneumonia. Clin Infect Dis 43: 1239, 2006
7) Siegel JD, Rhinehart E, Jackson M, et al. 2007 Guideline for Isolation Precautions: Preventing Transmission of Infectious Agents in Healthcare Settings. http://www.cdc.gov/hicpac/2007IP/2007isolationPrecautions.html [2015.9.11]

## 4-3 感染経路別予防策の情報共有

### 鉄則 25

実施中の感染経路別予防策は，職種や部門間で情報共有する．

### 1 背景 background

◇ 標準予防策だけでは伝播を防ぎきれない感染症や病原微生物をもつ患者には，医療機関内での二次感染を防ぐために，それぞれの主要な感染経路に応じて，接触予防策，飛沫予防策，空気予防策と呼ばれる感染経路別予防策を標準予防策に追加して行うことが推奨されています．

◇ 例えば，薬剤耐性菌を保菌する患者が入院した場合は，接触予防策を実施することが推奨されています．仮に，心臓血管外科手術後に MRSA による手術部位感染を起こし，MRSA を含む多量の膿が創部から排出されている患者 A に対し，接触予防策を開始したとします．患者 A の病室を訪れる職員は，当然のことながら，接触予防策を実施する必要があります．

◇ 患者 A の病室を訪れる職員は，担当医師や看護師など日常的に患者 A に接する職員だけとは限りません．実際にはポータブル撮影を行う放射線技師，会計の説明を行う事務職員，日常清掃を行う清掃員，服薬指導を行う薬剤師，栄養指導を行う栄養士，床上リハビリテーションを行う作業療法士，出張透析を行う臨床工学士，コンサルテーションを受けた他部門の医師や看護師など，多岐にわたります．これらすべての職員が，病院が規定する方法で患者 A に対して接触予防策を行う必要があります．

◇ また，患者 A に接触予防策を実施する場所は病室に限定されておらず，患者 A とともに移動します．例えば，CT 検査を行う場合は CT 検査室で，再手術を行う場合は手術室で接触予防策を行わなくてはなりません．患者 A の ADL(activities of daily living)が拡大し，リハビリテーション部門に通うようになれば，そこでも接触予防策を行うことが必要となります．

◇ 飛沫予防策や空気予防策も同様です．感染経路別予防策は，患者に接するあらゆる

職種が、患者が訪れるあらゆる部門で、必要な期間、決まった方法で実施する必要があります。しかし、患者に感染経路別予防策を実施しているという情報が、職種や部門間で共有されない場合は、それが難しくなり、二次感染が起こる可能性が生じます。

## ❷ 解説 discussion

◇感染経路別予防策を実施中の患者に接する機会のある職員が、①実施している感染経路別予防策の種類と、②行う必要がある具体策について、患者に接する前にわかるような仕組みが必要です。例を紹介します。

### ◼ 病室入口に感染経路別予防策を意味するサインを掲示する（図1）

・病室入口に感染経路別予防策を意味するサインを掲示することにより、あらゆる職種に感染経路別予防策を実施中であるとの情報が伝達されます。このようなサインを掲示することを提案すると（サインに患者の個人情報が掲載されているわけではありませんが）、患者のプライバシーが侵害されるという意見が出ることがあります。そのような場合は、サインの掲示によりもたらされる利益と損失について関係者と議論することが必要です。

・当院では、全病室入口に標準予防策、接触予防策、飛沫予防策、空気予防策、保護隔離のサイン一式を綴じたカレンダー形式のサインが掲示されています。入院時には標準予防策が掲示されていますが、例えば、接触予防策が必要になった段階で、1枚めくって接触予防策に変更します。このようにすべての病室に何かしらのサインが掲示されているため、対策が変更された場合に、サインの色や掲載されている情報は変わっても、その病室だけにサインがあって目立つということは避けられます。

### ◼ サインに具体策を表示する（図2）

・感染経路別予防策の具体策をあらゆる職員が知っているのが理想ですが、病院の規模が大きくなるほど知識の浸透は困難です。それよりも、対策を実施する現場で情報を参照できれば、予備知識のない職員でも対策の実施が可能になります。

・当院では、感染経路別予防策の種類によりサインの色を変え、具体策を示すイラストと簡単な解説を日本語と英語で掲載しています。英語を併記しているのは外国人の留学生や患者がいるためです。外国語を併記するか否か、また併記する言語は病院の特性に応じて決めるとよいでしょう。

・また、サインの裏面には、対策に関するより詳しい情報を掲載しています。ここを

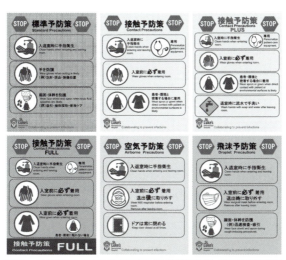

図1 病室出入り口に掲示する標準予防策と感染経路別予防策サイン

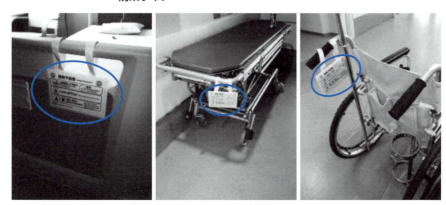

図2 搬送時に使用する感染経路別予防策サインの縮小版

見ると準備物品などがわかるようになっています.

## 3 搬送用のサインを活用する

・感染経路別予防策を実施中の患者が,検査などのために病棟以外の部門に搬送されることがあります.このような場合,搬送先の職員が,あらかじめ実施中の感染経路別予防策の種類と具体策を把握しておく必要があります.
・当院では,感染経路別予防策を実施している患者には,病室入口のサインを縮小したサインをベッド柵にも掲示するようにしています.ベッドで搬送するときはこの

サインをつけたまま移動します．ストレッチャーや車いすを使用する場合は，サインを移し替えて搬送先に持参します．実際には，予約のある検査や治療の場合は，当該部門の職員があらかじめ診療記録から感染経路別予防策に関する情報を収集していることが多いのですが，サインがあることで，緊急の場合でも情報共有が可能になります．
・また，飛沫予防策と空気予防策の場合は，サインの持参だけでなく，事前に電話連絡を行い，優先的に対応することにしています．

### 4 病棟以外の部門で行う感染経路別予防策の方法を明文化する
・感染経路別予防策を病棟以外の部門で行う場合，その部門の構造や使用するモノなどに合わせて，対策の実施方法を一部修正する必要が生じます．特に放射線科，リハビリテーション部門，透析室，手術室，内視鏡検査室など，患者の滞在時間が長く，接触頻度も高い部門では，あらかじめそれらの部門で感染経路別予防策をどのように行うのか，関係者と話し合い，明文化しておくことが重要です．

### 5 再入院時に感染経路別予防策が継続されるための情報共有の手段を決める
・入退院を繰り返す患者のなかには，そのたびに感染経路別予防策が必要となる患者がいます．例えば，薬剤耐性菌の保菌患者は再入院するたびに，入院初日から接触予防策を開始する必要があります．そのために，感染経路別予防策に関する情報は診療記録の所定の場所に記載するというルールを作ったり，電子カルテ上に感染経路別予防策を意味するマークを表示させることなどを検討するとよいでしょう．
・やり方はいろいろありますが，大切なポイントは，患者に関わる多職種，多部門がタイムリーに感染経路別予防策の必要性について情報を得られるようにしておくということです．

## 3 まとめ conclusion

● 感染経路別予防策を実施中の患者に接するあらゆる職員が，実施中の感染経路別予防策の種類と具体策についてタイムリーに把握できる仕組みを構築することが，二次感染の予防につながる．

**参考文献**

1) Siegel JD, Rhinehart E, Jackson M, et al. 2007 Guideline for Isolation Precautions: Preventing Transmission of Infectious Agents in Healthcare Settings. http://www.cdc.gov/hicpac/2007IP/2007isolationPrecautions.html [2015.9.11]

## 4-4　ケアバンドルの実践

> **鉄則 26**
> 
> ケアバンドル実践には，医療チームの相互支援を活用する．

### 1　背景 background

◇中心ラインや人工呼吸器などの医療器具に関連して起こる感染を予防するために，ケアバンドル(care bundle)を導入する医療機関が海外を中心に増えています．ケアバンドルとは，エビデンスレベルが高い複数の対策を，チェックリストを用いながら毎回すべて確実に実施する手法です．複数の対策が相乗効果を発揮することで，感染予防につながりやすいと考えられています．

◇さまざまな専門機関がさまざまな種類のケアバンドルを提唱していますが，例えば，米国医療改善研究所(IHI)の「中心ラインバンドル」には次の5つの対策が含まれています．IHIは，これらの対策が実施されなかった場合は，緊急時を除き，実施されるまでいったん作業を中止するように勧告しています．

- 手指衛生
- 挿入時のマキシマル・バリア・プリコーション
- クロルヘキシジンを用いた皮膚消毒
- 最適な挿入部位の選択…成人では大腿静脈の使用を避ける
- カテーテルの必要性に関する日々の評価，不要なカテーテルの速やかな抜去

◇また，ケアバンドルの活用で有名な「米国ミシガン州医療および病院協会 患者安全と質のためのキーストーンセンター」〔The Michigan Health and Hospital Association (MHA) Keystone Center for Patient Safety & Quality〕による膀胱留置カテーテル関連尿路感染を予防するためのケアバンドルは，次の対策で構成されています．

- 看護師主導のカテーテル抜去プロトコル…あらかじめ定められたプロトコルに基づいてカテーテルの必要性を看護師が判断し，不要な場合は抜去する

- 留置と抜去のリマインダー…カテーテルを留置中であることと，不要なカテーテルを抜去することを思い起こさせるリマインダーを活用する
    - →間欠的導尿などの代替法
    - →ポータブル超音波残尿測定装置の活用
    - →カテーテル挿入時のケアとその後の管理

◇多くの，特に国内の医療機関において，ケアバンドルの導入を阻む要因の1つが，医師の行為に医師以外の職種が口を挟みにくい雰囲気だと考えられます．例えば，先に紹介したケアバンドルを導入すると，看護師など医師以外の職種が，医師に対して改善を要求せざるをえない次のような場面が発生します．

- 中心静脈カテーテル挿入時に，手指衛生を実施せずに滅菌手袋を着用した医師に，手袋を脱いで手指衛生を行うよう促す
- 特段の理由なく，大腿静脈に中心静脈カテーテルを挿入しようとする医師に対して，内頸または鎖骨下静脈を選択するよう促す
- 担当医に対して，不要と思われる中心ラインや膀胱留置カテーテルの抜去を提案する

◇ケアバンドルの実践には，多職種によるチームワークが必要です．しかし，チームメンバーが感染対策上の問題点を指摘した際に，指摘を受けたメンバーが取り合わない，それどころか激高するようなことがあれば，ケアバンドルの実施は困難になります．

## ❷ 解説 discussion

◇効果的なチーム医療を推進する手法として，チームステップス(TeamSTEPPS™)があります．これは，Team Strategies and Tools to Enhance Performance and Patient Safety の頭文字をとった略語で，「医療のパフォーマンスと患者安全を向上するためのチーム戦略と手法」と訳されます．

◇チームステップスは，2005年に米国防総省(DoD：Department of Defense)と医療品質研究調査機構(AHRQ：Agency for Healthcare Research and Quality)により開発され，現在国内外の医療現場で広く取り入れられています．開発のきっかけとなったのは，1999年に発行された米国医学研究所(IOM：Institute of Medicine)の報告書"To Error is Human：Making a Safer Health System"（邦

表1 チームステップス：チームワークに必要な4つの実践能力(competency)

| 実践能力 | 実践能力の内容 | ツールと戦略 |
|---|---|---|
| リーダーシップ | チームのパフォーマンスが最適になるよう，指示，調整，役割分担，動機づけ，資源の獲得などを行う能力． | brief(打ち合わせ)，huddle(協議)，debrief(振り返り) |
| コミュニケーション | チームメンバー間で，明確かつ正確な情報伝達を行う能力．<br>→系統的な手法を用いて，確認や承認を行いながら情報をやり取りする． | SBAR(エスバー)，call-out(声出し確認)，check back(再確認)，handoff(引継ぎ)，I pass the baton(バトンを渡します) |
| 状況観察 | チームの置かれた状況を評価し，その結果の共通理解を通して，チームの機能を維持する能力．<br>→メンバーは，互いの行動を観察しながら互いのニーズを予測し，フィードバックを行うことにより，メンバーに自己修正を促す． | situation monitoring(状況確認)，STEP(ステップ)，I'm safe(アイムセイフ)，crossmonitor(相互モニター) |
| 相互支援 | チームメンバーにかかるプレッシャーや業務量を把握することを通して，メンバーのニーズを推測し，支援する能力．<br>→チームメンバーは，互いにフィードバックを与えたり，受けたりする．また患者安全に問題があると考えられる状況では，その事実を積極的に主張する． | task assistant(作業支援)，feedback(フィードバック)，advocacy and assertion(患者擁護と主張)，two-challenge rule(2回チャレンジルール)，CUS(カス)，DESK script(デスクスクリプト) |

訳『人は誰でも間違える―より安全な医療システムを目指して』，日本評論社)でした．IOMはこの報告書のなかで，毎年4.4〜9.8万人の米国人が医療過誤により死亡し，医療過誤の主要な原因の1つが医療関連感染であることを指摘し，全米のみならず，世界中の医療関係者に衝撃を与えました．IOMは，患者安全を推進するには，組織に安全文化を構築することが必須であると主張し，そのための方策の1つとしてチームステップスが開発されたという経緯があります．

◇チームステップスでは，チームワークに必要な4つの実践能力(competency)である「リーダーシップ」「コミュニケーション」「状況観察」「相互支援」を発揮するために，さまざまなツールや戦略を使用します(表1)．ケアバンドルの実践にも，チームステップスを活用することができます．特に「相互支援」の実践に用いる2回チャレンジルール(表2)やCUS(表3)と呼ばれるツールは，医療安全上の問題が発生した場合に，直ちに作業を中断して是正することを主張するために有用です．例えば，中心ラインバンドルを導入している施設で，中心ライン挿入時に医師が手指衛生を行わずに滅菌手袋を着用した場合，「2回チャレンジルール」を用いて是正を図ると，次のようになります．

#### 表2　2回チャレンジルール

> 医療安全を阻害する重要な違反に気付いた場合は，直ちに作業中断(stop the line)を申し立てる権限を全チームメンバーに付与する．
> また，初回の申し立てが無視された場合は，下記を行う．
> ・初回の申し立てを行ったメンバーには，**少なくとも2回**はアサーティブに懸念事項を声に出して伝え，相手がそれを聞いたことを確認する責任がある．
> ・申し立てを受けたメンバーは，懸念事項を聞いたことを認める必要がある．
> ・それでも医療安全に関わる懸念事項が解決しない場合は，
> 　→　より強力な手段で対応する．
> 　→　上司や指示命令系統を活用する．

#### 表3　CUS(カス)

> 下のステートメントを使って，懸念事項について主張するためのツール．
> CUSは，その中の心配(concerned)，気になる(uncomfortable)，安全(safety)の部分の頭文字をとった造語．
> 
> I am Concerned !　　　私は心配です！
> I am Uncomfortable !　　気になります！
> This is a Safety issue !　　これは安全に関わる問題です！　中止してください！

> 佐藤看護師：山田先生，待ってください．滅菌手袋を付ける前に手指衛生を行っていなかったので，やり直してください．
> 山田医師：佐藤さんは厳しいな〜．大丈夫だよ．皮膚消毒するから(手技を継続)．
> 佐藤看護師：いえ，感染予防のために滅菌手袋を付ける前に手指衛生を行う必要があります．ここに新しい手袋があるので，手指衛生をお願いします．

◇この場面からわかる2回チャレンジルールのポイントは，①感染リスクとなりうる行為を是正するよう少なくとも2回は申し立てを行った，②問題点を具体的に指摘した，③相手を尊重しながらも臆することなく堂々と主張を行った(アサーティブだった)，の3点です．仮に山田医師が最終的に佐藤看護師の主張を受け入れずに手技が終了し，佐藤看護師が自分では手に負えないと考えた場合は，上司や感染対策担当者に報告し，報告を受けた人物が引き続き対応を行います．

◇このようにチームステップスのツールや戦略を使って医療安全を推進するには，職員にツールや戦略の使い方に関する研修を行うことはもちろんのこと，職種や職位にかかわらず，すべての職員が積極的にこれらのツールや戦略を用いるよう病院幹部や管理者が促し，声を上げた職員の味方になることが重要です．

## ❸ まとめ conclusion

- ケアバンドルの推進には多職種によるチームワークが必要である．
- 特にチームメンバーの間で，職種や職位にかかわらず，感染対策上の問題点について積極的に指摘し，指摘を受けた側が素直に是正する相互支援の体制が構築されることが重要である．
- そのためには，チームステップスの2回チャレンジルールやCUSなど相互支援のためのツールが効果的である．

**参考文献**

1) Agency for Healthcare Research and Quality. Pocket Guide: TeamSTEPPS 2.0 Team Strategies & Tools to Enhance Performance and Patient Safety. http://www.ahrq.gov/professionals/education/curriculum-tools/teamstepps/instructor/essentials/pocketguide.html
2) 種田憲一郎. チームSTEPPS 日本の医療施設でどう応用するか？ チームとしてのよりよいパフォーマンスと患者安全を高めるためのツールと戦略. 医療安全 24: 38-44, 2010
3) 種田憲一郎. 安全文化. 森本剛, 中島和江, 種田憲一郎, 他(編), 医療安全学. pp50-53, 篠原出版新社, 2010
4) Institute of Medicine. To err is human: building a safer health system. National Academies Press, Washington DC, 2000
5) Institute for Healthcare Improvement. The IHI Central Line Bundle. http://www.ihi.org/resources/pages/tools/howtoguidepreventcentrallineassociatedbloodstreaminfection.aspx
6) Saint S, Olmsted RN, Fakih MG, et al. Translating health care-associated urinary tract infection prevention research into practice via the bladder bundle. Jt Comm J Qual Patient Saf 35: 449-455, 2009

## 4-5 手術部位感染予防に直結する対策

### 鉄則 27

術後ではなく，術前と術中の SSI リスクを優先的に改善する．

### ❶ 背景 background

◇ SSI（手術部位感染）のような手技関連感染や中心ライン関連血流感染（CLABSI：central line-associated bloodstream infection）のような医療器具関連感染には，それぞれ主要なリスク因子があります．リスク因子（risk factor）とは，感染が起こる確率を高める要因のことです．医療器具・手技関連感染予防のためのガイドラインで推奨されている対策の多くは，これらのリスク因子に働きかけることにより，程度に差はありますが，感染が起こる確率を下げることが期待される対策です．医療器具・手技関連感染のリスク因子も，予防のために推奨される対策も，過去に行われた研究結果や理論的根拠など，何らかの科学的根拠に基づいて明らかにされます（図1）．

◇ 例えば，CLABSI の主要なリスク因子の1つは，中心ラインが挿入されている皮膚表面の菌量であることが知られています．0.5％を超える濃度のクロルヘキシジンアルコールを用いた皮膚消毒は，皮膚表面の菌量という CLABSI のリスク因子に狙いを定めたものであり，実際に，菌量を減少させることにより CLABSI のリスクを抑えることが複数の研究で示されています．

◇ では，SSI の主要なリスク因子を見てみましょう（表1）．ほとんどが術前から術中にかけて存在するものです．これは，SSI の起因菌が手術部位を汚染する機会は，術前から創部が開放状態にある術中に集中しており，閉創24～48時間後に皮膚が上皮化してから起因菌が手術部位を汚染する可能性はぐっと下がることに関係しています．言い換えると，閉創までにできるだけリスクを下げることが SSI 予防につながりやすいということになります．

◇ ドレーン留置による SSI リスクは明確にはなっていません．理屈上，ドレーンから逆行性に手術部位が汚染される可能性は否定できませんが，少なくとも主要な

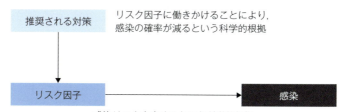

### 図1　医療器具・手技関連感染予防の考え方

感染のリスク因子および感染対策は，これまでに実施された研究などの科学的根拠に基づいて明らかにされています．医療器具・手技関連感染予防につながりやすい対策は，そのリスク因子に働きかけることにより，感染が起こる確率を減らします．

### 表1　手術部位感染のリスク因子

| | |
|---|---|
| 術前の患者の状態に関するもの | ・創分類（wound class）が不潔，汚染/感染創<br>・基礎疾患（特に糖尿病）<br>・高齢，フレイル（frailty）＊<br>・肥満<br>・喫煙歴<br>・免疫不全<br>・栄養不良<br>・黄色ブドウ球菌の保菌<br>・皮膚感染症の既往<br>・遠隔部位における感染症<br>・最近の手術歴 |
| 術前準備に関するもの | ・術前入院期間が長い<br>・不適切な皮膚消毒や術前手洗い<br>・剃毛 |
| 手術手技に関するもの | ・執刀医の手技<br>・長時間の手術<br>・複雑な手術手技<br>・人工物の使用<br>・組織破壊の程度<br>・電気焼灼装置の過度の使用 |
| 周術期管理に関するもの | ・予防的抗菌薬投与の不適切なタイミング<br>・低体温<br>・高血糖<br>・輸血<br>・基本的な感染対策の非実施 |
| その他 | ・手術器具の洗浄や滅菌不良<br>・手術室の環境（不適切な空調管理など）<br>・手術中の頻繁な人の出入り |

＊：高齢者において，生理的予備能が低下することによりストレスへの抵抗性が弱まり，生活機能障害，要介護状態，死亡のリスクが高い状態．

SSIのリスク因子だとはいえません．ですから，術後に病棟で行われるドレーン管理や創部のガーゼ交換時の標準予防策などを改善することは無意味ではないものの，それらだけに注目していては，SSI予防という目的を達成するのは難しいでしょう．

## 2 解説 discussion

◇SSIのリスクを効果的，効率的に減らしたいなら，術後ではなく，術前と術中にできることを優先的に探したほうがよいでしょう．SSIのリスク因子には変えることが容易なものと困難なものがあります．例えば，執刀医の手技はSSIリスクに大きく影響していることが知られていますが，速やかに改善することは通常困難です．また，年齢など一部の患者要因も改善することはできません．一方，栄養状態や喫煙などの患者要因，術前準備や周術期管理に関するリスク因子に働きかけることは可能です．SSI予防のためのガイドラインで推奨される対策の多くは，これらのリスク因子にターゲットを当てたものです．

◇このように，SSIをはじめとする医療器具・手技関連感染を予防するには，推奨される対策だけでなく，主要なリスク因子についても知っておくことが勧められます．自分がこれから導入しようとしている対策が，知られているどのリスク因子にターゲットを当てたものなのか立ち止まって考えてみることが，的外れな対策に労力を注ぎ込むことを防いでくれます．

## 3 まとめ conclusion

- SSIをはじめとする医療器具・手技関連感染には，それぞれ主要なリスク因子がある．
- ガイドラインで推奨されている対策の多くは，これらのリスク因子に働きかけることにより，感染が起こる確率を下げることが期待される対策である．
- 医療器具・手技関連感染対策を導入する際には，それが知られているどのリスク因子にターゲットを当てたものなのか考えてみることが，的外れな対策に労力を注ぎ込むことを防ぐ．
- SSIの場合，主要なリスク因子は術前と術中に集中しているため，これらに優先的に働きかけることがSSI予防につながる．

**参考文献**

1) Raad II, Baba M, Bodey GP. Diagnosis of catheter-related infections: the role of surveillance and targeted quantitative skin cultures. Clin Infect Dis 20: 593, 1995
2) Korol E, Johnston N, Waser F, et al. A systematic review of risk factors associated with surgical site infections among surgical patients. PLoS One 8: e83743, 2013
3) Strategies to prevent surgical site infections in acute care hospitals: 2014 update. Anderson DJ, Podgorny K, Berrìios-Torres SI, et al. Infect Control Hosp Epidemiol 35: 605-627, 2014
4) 日本老年医学会. フレイルに関する日本老年医学会からのステートメント. http://www.jpn-geriat-soc.or.jp/info/topics/pdf/20140513_01_01.pdf [2015.10.1]

## 4-6 感染を予防するマニュアルの特徴

> **鉄則 28**
> 感染対策マニュアルには，実行可能で効果的な具体策を掲載する．

### 1 背景 background

◇どの病院にも感染対策マニュアルがあります．感染対策マニュアルには，その医療機関で行う必要がある感染対策が記載されています．そして，マニュアルどおりに行えば，多くの感染症を予防できることが期待されます．ところが，感染予防につながりにくいマニュアルも存在します．このようなマニュアルには次の特徴があります．
　①ガイドラインからコピー＆ペーストした原則論が記載されており，具体性に欠ける．
　②マニュアルに記載された対策を実践しようとしても，必要な物品や情報がないなどの理由で，実践できない．
　③マニュアルに記載された対策の科学的根拠が希薄である．
　④マニュアルに記載された対策の実施状況が評価されておらず，改善のための働きかけがない．

### 2 解説 discussion

#### ■1 ガイドラインの推奨事項を，実行可能な内容および表現に落とし込む

・例えば，不必要な膀胱留置カテーテル（以下，カテーテル）の使用を避けるために，カテーテルの使用基準をマニュアルに記載することになったとします．CDC のカテーテル関連尿路感染ガイドラインには，適切な使用例が挙げられています（表1）．この使用例を参考に使用基準を作成する場合，次の2点について確認が必要です．
　①カテーテルを使用する診療科のコンセンサスが得られているか．また，基準の追加や修正は必要ないか．
　②ガイドラインと同じ表現を用いた場合，医療従事者がカテーテルの必要性を判断することができるか．個別具体的なシチュエーションをすべて列挙する必要はな

#### 表1 CDCカテーテル関連尿路感染予防ガイドラインに記載されている膀胱留置カテーテルの適切な使用例

- 急性尿閉または膀胱出口部の閉塞がある場合
- 重症患者において正確な尿量測定が必要な場合
- 特定の手術手技における周術期の使用
  - →泌尿器・生殖器の手術
  - →長時間に及ぶことが予想される手術(ただし術後は抜去する)
  - →術中に大量輸液あるいは利尿剤を投与される予定の患者
  - →術中の尿量測定が必要な患者
- 失禁のある患者において仙骨部や会陰部の開放創の治癒を促す場合
- 骨折などで長期臥床を要する場合
- 終末期ケアにおいて快適さを提供する場合

#### 表2 CDC版を改変した膀胱留置カテーテルの使用基準例

- 特定の術式における周術期の使用(泌尿器,生殖器,長時間の手術,尿失禁のある患者の手術,術中の尿量測定が必要,術中に大量の利尿薬を投与)
- 重症患者において正確な尿量の測定が必要
- 急性尿閉や尿路閉塞の解消が必要
- 尿失禁による創傷部位の汚染防止
- 終末期で安楽を目的として患者が使用を要求
- その他
  - →多量の産後出血(最大24時間),絶対安静の妊婦
  - →骨折例で牽引が必要,または腰部挙上が不可

いが,表現が抽象的すぎて判断に困ることはないか.
- 当院では,泌尿器科,脳神経外科,感染症科,看護部,感染対策チームのメンバーから構成される尿路感染予防のためのワーキンググループが,CDCガイドライン(表1)を参考にカテーテルの使用基準案を作成したうえで,カテーテルを使用する各診療科にヒアリングを行いました.その結果,一部の診療科から独自の基準を入れるよう要望があり,それが不適切な使用には当たらなかったため,CDC版を改変して表2のような表現にしました.また,ヒアリングを通して使用基準について理解し,納得してもらう機会を得ることができました.このようにマニュアルを作成するときには,ガイドラインを参考にしつつ,実践可能な内容および表現に落とし込む作業が必要です.

### 2 マニュアルに記載された対策を実行できる体制を整える

- 当然ではありますが,感染対策マニュアルに手指衛生を行うタイミングを記載しても,手指消毒薬や手洗い設備が作業エリアに設置されていなければ,実行できませ

ん．手洗いの後にペーパータオルで手を拭くと記載しても，ペーパータオルがなければ実行できません．同様に，血液・体液が飛散する際はフェイスシールドを着用すると記載しても，フェイスシールドが準備されていなければ実行できません．
- マニュアルを作成する際は，記載しようとする対策を実行するために必要なモノが現場に供給され，必要な時に使用可能であることを事前に確認する必要があります．また対策を実行するにはモノだけではなく，情報が必要な場合もあります．例えば，耐性菌の検出歴のある患者に接触予防策を実施すると定めた場合は，検出歴を速やかに把握する必要が生じます．マニュアルに書かれた対策を実行可能にする体制作りのためには，施設，物品，薬品，医療情報に関わる部門の協力が不可欠です．これらの部門とは日頃からコミュニケーションを密にし，協力関係を築いておくことが勧められます．

### 3 アウトカムを改善する可能性が高い対策を選択する

- マニュアルの最終目的は，マニュアルに記載された対策の実行を通して感染症を予防する，すなわちアウトカムを改善することです．その目的を達成するには，マニュアルがアウトカムを改善する可能性の高い対策で構成されている必要があります．アウトカムの改善に直結しやすいのは，ランダム化比較研究やシステマティックレビューなどエビデンスレベルの高い研究で支持され，ガイドラインで実践が強く推奨される対策です．これらの対策は積極的に導入するとよいでしょう．
- 一方で，強力なエビデンスが揃っていない対策もたくさんあります．そのような対策については，さまざまな専門機関が発行するガイドラインやガイドライン発行後に発表された研究論文を参考にして，運用を決定するとよいでしょう．それに加え，知られている感染経路やリスク因子に働きかける対策であるか否かという観点も，対策の有効性を判断する基準の1つになります（➡ **4-5** 参照）．

### 4 対策の実施状況を確認し，改善する

- 感染対策マニュアルが完成するとほっとします．特に多部門間の調整や予算の獲得に難渋した対策を導入し，文章化できた時には大きな達成感を感じます．しかし，それは終着点ではなく，出発点に過ぎません．マニュアルの本来の目的はアウトカムの改善です．そのためには，定められた対策が実行されていることを確認し，改善する必要があります．
- 確認する手段として，①記録を確認する，②観察を行う，のいずれかが一般的です．①はケアバンドルのように，実施記録が残る対策を確認するのに向いています．電子カルテに記録している場合は二次利用データを抽出し，紙のチェックリス

トに記録している場合は用紙を回収します．ただし，実際には実施しなかった対策を実施したと記録できる状況がある場合は，入力された情報が正確か現場のオーディットを定期的に行うなどして確認する必要があります．②は感染経路別予防策やカテーテルの管理のように記録が残らない対策を確認するのに向いています．全例を観察する必要はなく，ランダムに対象を選択すればよいでしょう．
・どちらの方法を選択した場合でも，実施率を計算し，低い場合は改善のための取り組みを行います．改善する方法として，講習会の開催や，部門管理者や個人へのフィードバックなどがあります(➡ 4-7 参照)．

## ③ まとめ conclusion

- 感染予防につながるマニュアルを作成するためには，次の点を押さえる．
  ① ガイドラインの推奨事項を，実行可能な内容および表現に落とし込む．
  ② マニュアルに記載された対策を実行できる体制を整える．
  ③ アウトカムを改善する可能性が高い対策を選択する．
  ④ 対策の実施状況を確認し，改善する．

**参考文献**

1) Gould CV, Umscheid CA, Agarwal RK, et al. Guideline for prevention of catheter-associated urinary tract infections 2009. http://www.cdc.gov/hicpac/pdf/CAUTI/CAUTIguideline2009final.pdf

## 4-7 感染を予防するマニュアルの活用

### 鉄則29
感染対策はさまざまな媒体を活用して周知し，実施率を評価する．

### 1 背景 background

◇医療関連感染対策の各種ガイドラインで推奨されている効果的な感染対策を導入するには，労力がかかります．関連部門との度重なる協議を経て，費用や運用に関する課題をクリアして初めて，新しく導入する感染対策をマニュアルに明文化することができます．その時点で，筆者を含む多くの感染対策担当者が，ゴールに到達したような喜びを感じます．しかし，これはゴールではなく，出発点に過ぎません．どのように効果的な感染対策を導入したとしても，その対策が必要とされる場面で実施されなければ，絵に描いた餅で終わります．

### 2 解説 discussion

◇感染対策を導入したら，①周知する，②確認する，という2つのフォローアップが必要になります．

#### 1 周知の方法
・新たに導入する感染対策の必要性や方法について，その対策を実施する，あるいは実施を指導する立場にある人々に周知する必要があります．雇用形態が多様化している現在，1つの方法で対象者全員に情報伝達を行うのは困難になりました．そのため，対象の働き方やコンピューターリテラシーなどを考慮しながら，複数の方法を組み合わせ，複数回実施する必要があります．

1）各種会議
・医療機関では，さまざまな職種，役職，部門を対象とした会議が定期的に開催されています．これらの会議の議題に新対策の紹介を組み込めば，少なくともそこに参加している人たちには，顔を見ながら説明をすることができます．参加しない人には議事録が回ることが一般的ですが，議事録を確認しない人に対しては，個別に説

明に出向くなど別の対応が必要です．

## 2）ニュースレター
・定期的にニュースレターを発行している場合は，新対策に関する情報を掲載し，職員食堂やメールボックスに配布したり，掲示したりするのも1つの方法です．ニュースレターを積極的に読む人にとっては有効な情報伝達の手段です．ニュースレターの紙面は，読んでもらいやすくするための工夫が必要です．

## 3）電子メールによる配信
・電子メールは，1回の送信で大勢に情報伝達する手段として優れています．しかし，ニュースレターと同様にメールを読まないで削除する人については，別の工夫が必要となります．

## 4）勉強会
・勉強会では，会議よりも時間をかけて説明し，必要であれば実技演習を行うこともできます．勉強会には，指定した場所に集まって行う方法や，eラーニングなどの電子媒体を使う方法があります．

## 5）DVDの作成
・勉強会や手技のDVDを作成し，時間や場所に制限なく閲覧できるようにするとより多くの対象に情報伝達を行うことができます．

## 6）リマインダーの活用
・リマインダーを使い，対策を実施してもらいたい人に，実施を要するタイミングで，個別に注意喚起する方法もあります．例えば，紙カルテの場合は付箋を，電子カルテの場合は臨床診断意思決定支援システム（CDSS：clinical decision support system）をリマインダーとして活用することができます．リマインダーの活用例を以下に挙げます．
　→膀胱留置カテーテルの適応基準を満たさなくなった時点で，対象患者のカルテに，カテーテルを抜去することを医師に促す付箋をリマインダーとして貼付する．
　→開胸手術前の鼻腔のスクリーニング培養検査でMRSAが検出された患者にムピロシン軟膏を処方するよう，検査結果が判明した翌日に担当医に電子的リマインダーを送信する
　→医療機関や高齢者施設からの転入院患者に対して，特定の耐性菌のスクリーニン

グ培養検査を実施することを忘れないよう，担当医に電子的リマインダーを送信する

## 2 確認の方法

◇感染対策を導入後は，確実に実施されていることを確認する必要があります．このような確認をプロセスサーベイランスといいます．プロセスとは，ベッドサイドなどで実際に行われる感染対策です．一方，プロセスによりもたらされる保菌や感染症などの影響をアウトカムといいます．したがって，プロセスサーベイランスでは，感染対策の実施率を評価し，アウトカムサーベイランスでは，保菌や感染症の発生率を明らかにします．

◇プロセスサーベイランスで評価できる感染対策の例をいくつか挙げてみました．
・病室の入退室のたびに手指衛生を実施しているか．
・接触予防策の対象となる患者病室で，接触予防策を実施しているか．
・中心ライン挿入のたびに中心ラインバンドルを実施しているか．
・医療機関や高齢者施設からの転入院患者に対して，入院時に定められた耐性菌のスクリーニング培養検査を実施しているか．
・開胸手術や整形外科手術を行う患者に，術前に黄色ブドウ球菌のスクリーニング培養検査を実施しているか．また，陽性となった患者にムピロシンを処方しているか．
・人工呼吸器を装着している患者に対して，装着期間中は毎日人工呼吸器関連肺炎（VAP：ventilator-associated pneumonia）予防バンドルを実施しているか．

◇手指衛生，接触予防策や中心ラインバンドルのように，必要性が生じるたびに実施することが求められる対策の実施率は，一定期間に生じた対策を要する総機会数のうち，実際に対策が行われた機会数の割合で求めます．手指衛生のように実施記録がカルテに残らない対策や，手技を確認したい対策については，医療現場での観察が必要となります．その場合は，部署や職種ごとの観察頻度（例：1病棟あたり四半期に2回，2職種以上を観察など）は事前に決めておき，観察対象となる病室や時間帯はランダムに選択して実施率を明らかにするとよいでしょう．

$$手指衛生実施率 = \frac{一定期間中に手指衛生を実施した機会数}{一定期間中に手指衛生を要した機会数} \times 100 (\%)$$

$$中心ラインバンドル実施率 = \frac{中心ラインバンドルを実施した回数}{中心ラインを挿入した回数} \times 100(\%)$$

◇一方で，人工呼吸器関連肺炎バンドルのように，毎日継続的に実施する必要がある対策の実施率は，一定期間中の対策を要する延べ日数に占める対策を実施した延べ日数の割合で求めます．

$$人工呼吸器関連肺炎バンドル実施率 = \frac{バンドルを実施した延べ日数}{延べ人工呼吸器装着日数} \times 100(\%)$$

◇職員は，自分たちが実施した対策がどのような効果を発揮しているのか知りたいと考えています．そのため，プロセスサーベイランスの結果は，関連するアウトカムサーベイランスの結果と組み合わせて，定期的に病院幹部を含む職員に報告するとよいでしょう．例えば，手指衛生実施率や接触予防策実施率は耐性菌の検出率と，中心ラインバンドル実施率は中心ライン関連血流感染発生率と組み合わせて報告します．保菌や感染症といったアウトカムの発生には，プロセスである感染対策以外の要因も当然関与しますが，プロセスとともにアウトカムが改善している場合は，その情報を積極的に多数の職員に伝達することが，改善の意欲を保ち続ける力となります．

## 3 まとめ conclusion

- 新たに導入した感染対策がその効果を発揮するには，対策の必要性や方法について周知し，実施を確認する必要がある．
- 周知の際は，対象となる職員の働き方やコンピューターリテラシーなどを考慮しながら，複数の方法を組み合わせるとよい．
- また，感染対策の実施率を評価するプロセスサーベイランスを実施し，その結果を関連するアウトカムサーベイランスの結果と組み合わせて，定期的に病院幹部を含む職員に報告するとよい．

### 参考文献

1) 坂本史衣. 感染予防のためのサーベイランス Q&A 第 2 版. 日本看護協会出版会, 2015

## COLUMN

 軟性内視鏡の感染対策を標準化する

- 医療機関では，さまざまな種類の軟性内視鏡が使用されており，使用する部門も多岐にわたります．代表的な使用部門として，消化器内科，泌尿器科，婦人科，耳鼻科，放射線科，呼吸器内科，手術室などが挙げられます．今この本を読んでくださっている皆さんの施設では，これらの部門で使用した軟性内視鏡は，どこで，誰が，どのように，洗浄，消毒，保管していますか．これらの作業が中央化されていれば理想的ですが，各現場で実施する医療機関もまだ多いと思われます．
- そのような医療機関では，実際に軟性内視鏡を使用する部門に出向き，使用済み内視鏡の洗浄から保管までの作業手順（下記）とその質について確認してみて下さい．

  - 患者のベッドサイドから洗浄エリアまで内視鏡を搬送する方法
  - 洗浄担当者が着用する個人防護具
  - 使用する洗浄剤や消毒薬の種類，保管方法，使用時の濃度と温度
  - 洗浄手技
  - 洗浄に使用するブラシの管理方法
  - 消毒の方法
  - 消毒薬の濃度確認の方法や頻度
  - リークテストの方法や頻度
  - アルコールフラッシュの方法や頻度
  - 乾燥の方法
  - 保管の方法
  - 履歴管理の項目や方法

- 作業手順はガイドラインの推奨に基づいていますか．基づいていなければ是正する必要があります．では，作業の質に部門間で差はありますか．差がある場合は，最もハイクオリティな作業を行っている部門に合わせて標準化する必要があります．同じ医療機関に「安全な内視鏡」と「あまり安全ではない内視鏡」が混在するのは，患者にとってみれば自分が知らぬ間にロシアンルーレットに参加させられているようなものです．軟性内視鏡の感染対策を標準化することにより，患者がどこで軟性内視鏡検査を受けても，感染リスクが最小限であることを保証することができます．

1) 消化器内視鏡の感染制御に関するマルチソサエティ実践ガイド作成委員会．消化器内視鏡の感染制御に関するマルチソサエティ実践ガイド，改訂版．http://www.kankyokansen.org/other/syoukaki_guide.pdf

第5章

# 病原体の伝播を阻止する

◇ 薬剤耐性菌，*C.difficile*，結核菌，ノロウイルスは，伝播防止に苦労するやっかいな病原体です．
◇ 時に集団感染を起こすこともあります．本章では，これらの病原体の伝播防止における鉄則を紹介します．

## 5-1 薬剤耐性菌のアウトブレイクにおける環境培養

### 鉄則 30
「なんとなく」行ったスクリーニング培養検査の結果は，感染源を見誤らせる．

### 1 背景 background

◇薬剤耐性菌が日常的な頻度を超えて検出される場合，アウトブレイクを疑う必要があります．例えば，多剤耐性緑膿菌（MDRP：multidrug-resistant *Pseudomonas aeruginosa*）の新規検出例が半年に1例発生あるかないかという医療機関で，過去2週間に同じ病棟の入院患者3名の尿からMDRPが新たに検出された場合，アウトブレイクを積極的に疑ったほうがよいでしょう．

◇このように，サーベイランスで把握している日常的な発生頻度と比較して，早いペースで特定の薬剤耐性菌が新たに検出されており，特にそれが特定の病棟や診療科の患者に偏っている場合，アウトブレイクが発生したと判断することが一般的です[注1]．薬剤耐性菌のアウトブレイクが発生した場合，接触予防策などの対策を強化して伝播拡大を防ぐと同時に，アウトブレイクの感染源を明らかにするための調査が行われます．

◇さて，アウトブレイク発生の際に，MDRPがどこに存在するか明らかにするために，環境や職員のスクリーニング培養検査を行ったとします．先のMDRPの例で，MDRPが新たに検出された3名の患者病室内のベッド柵，シーツ，吸引器，手洗い設備，トイレ，および病棟汚物室の水回りからサンプルを採取し，検査を行ったところ，トイレと汚物室の水回りから患者株と高い確率で相同性があるMDRPが検出されたとします．この結果をもとにアウトブレイクの原因は，トイレと汚物室の水回りの清掃と消毒が不十分であったことと結論づけてよいのでしょうか．

---

注1　複数の患者から検出された薬剤耐性菌の遺伝子解析を行い，高い確率で相同性のある株であった場合は，医療機関内での水平伝播が強く疑われます．必要時にこのような検査が行えるよう，微生物検査室とあらかじめ保存する菌株の種類や期間を取り決めておく必要があります．

### 表1 薬剤耐性菌のアウトブレイクが発生した際に行うスクリーニング培養検査

1) アウトブレイクの主要な感染源を特定する目的で行うスクリーニング培養検査
   **対象**：疫学調査からアウトブレイクへの関与が強く疑われる特定の環境，器具，ヒト（特に職員）
2) 新たな保菌患者を早期に発見し，個室隔離あるいはコホーティング[注2]する目的で行うスクリーニング培養検査
   **対象**：保菌患者と直接的あるいは間接的に接触した可能性のある患者

◇答えは「いいえ」です．MDRPを含む尿を廃棄する場所から，同一株である可能性が高いMDRPが検出されても不思議ではありません．環境の汚染がアウトブレイクの原因となったのか，それがアウトブレイクによって起こった結果であるのか，この環境培養の結果から知ることはできません．そして，病室トイレと汚物室の清掃と消毒を強化しても，他に感染源があれば，アウトブレイクは終息しません．もちろん，伝播拡大を防ぐという点で清掃と消毒を強化することに意味があるかもしれませんが，アウトブレイクの原因と断定するのは危険です．このような根拠のない，やみくもな環境培養は，アウトブレイク調査の結論や対策を誤った方向に導く可能性があります．

## 2 解説 discussion

◇薬剤耐性菌のアウトブレイクが発生した際に行うスクリーニング培養検査には2種類あります（表1）．

◇1）のスクリーニング培養検査について例を挙げて説明します．米国の急性期病院で，2013年1月から12月までに，39人の患者からニューデリー・メタロ$\beta$ラクタマーゼ（NDM：New Delhi metallo-$\beta$-lactamase）型カルバペネム耐性腸内細菌（CRE：carbapenem-resistant *Enterobacteriaceae*）が検出されました．疫学調査の結果，このうち38人が十二指腸内視鏡を用いた検査を受けていたことがわかりました．実際に，高水準消毒後の内視鏡の培養検査を実施したところ，患者株と92％の相同性のあるNDM型大腸菌が検出され，複雑な構造をもつ十二指腸内視鏡の洗浄と消毒が不十分であったことがこのアウトブレイクの原因であると考えられました．そして，十二指腸内視鏡の再生処理を高水準消毒からエチレンオキサイドガス滅菌に変更したところ，アウトブレイクは終息しました．

---

注2　薬剤耐性菌対策におけるコホーティングとは，同じ病原体による保菌または感染症のある患者を同室に隔離する対策を指す．またこれらの患者を担当する職員を固定する対策を指す場合もある．

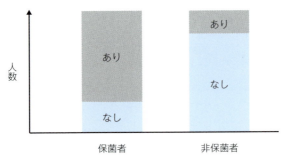

図1 **内視鏡への曝露**
保菌者の集団において内視鏡検査に曝露した可能性が高い場合は，内視鏡が感染源である可能性が高まる．

◇このように，薬剤耐性菌のアウトブレイク調査では，保菌患者に共通する要因（特定の環境，器具，職員など．前記の例では十二指腸内視鏡）を探ります．そして，保菌者の集団がこの要因に曝露した可能性が，非保菌者の集団に比べて高ければ，この要因が感染源であることが疑われるため，スクリーニング培養検査を行って確認します（図1）．

◇やみくもに環境培養を行った結果，薬剤耐性菌が検出されたとしても，それが床や天井のように人が触れる機会がほとんどない場所であれば感染源とは考えにくく，人が触れる場所であっても，保菌者や保菌者に触れた職員が使用するから汚染されているのか，そこがアウトブレイクの発生源となったのかはわかりません（図2）．

◇同様に一斉に職員の培養検査を行って薬剤耐性菌が検出されても，その職員から患者に伝播したのか，患者から職員に伝播したのか明らかにすることはできません．

◇つまり，このようなスクリーニング培養検査で薬剤耐性菌が検出された環境，器具，職員は，病原巣ではあっても感染源とは限らず[注3]，感染源になりうるとしても，アウトブレイクの引き金となった主要な感染源であるとは限らないということです．主要な感染源でない場合，そこに資源や労力を投入してアウトブレイクの終息を図っても，終息には至らない可能性があります．薬剤耐性菌アウトブレイクの

---

注3 病原巣とは，微生物が少なくとも生存できる場所のことであり，感染源とは，微生物が生存し，かつ伝播する可能性のある人やモノを指します．

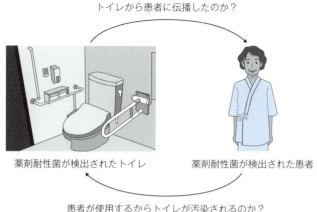

図2 やみくもな環境培養からはアウトブレイクの発生源はわからない

終息のために求められる対策については次項 5-2 で取り上げます.

◇環境,器具,職員を対象に行うスクリーニング培養検査は,それがアウトブレイクの発生に関連しているという疫学的根拠がある場合に行います.ここでいう,疫学的根拠とは,例えばMDRPは水回りに生息していることが多いので,水回りの培養を行うということではありません.疫学調査から,非保菌者に比べて,保菌者により高い確率でみられる要因であるか否かということです.

## ３ まとめ conclusion

- 薬剤耐性菌のアウトブレイク調査の一環として,疫学的な根拠なく環境や職員のスクリーニング培養検査を行うと,感染源を見誤る可能性がある.
- 薬剤耐性菌のアウトブレイク調査では,保菌患者に共通する要因(特定の環境,器具,職員など)を探り,それが非保菌者に比べて保菌者に高い確率でみられる場合は,感染源であるか確認するためにスクリーニング培養検査を行う.

**参考文献**

1) Jarvis WR. Investigation in health-care settings. *In* Field Epidemiology, 3rd ed (Gregg M, ed). pp315-337, Oxford University Press, New York, 2008
2) Epstein L, Hunter JC, Arwady MA, et al. New Delhi Metallo-β-Lactamase-Producing Carbapenem-Resistant Escherichia coli Associated With Exposure to Duodenoscopes. JAMA 312: 1447-1455, 2014

## 5-2 薬剤耐性菌のアウトブレイク対応

### 鉄則 31
環境消毒と接触予防策を指示しただけでは，アウトブレイクの終息は期待できない．

### 1 背景 background

◇薬剤耐性菌のアウトブレイク対応において，感染対策担当者が陥りやすい罠が2つあります．1つはやみくもに環境のスクリーニング培養検査を行い，流行中の薬剤耐性菌が検出された環境の清浄化に注力し，終息を期待すること（前項 5-1 参照）．もう1つは，患者を個室に隔離して，接触予防策を指示した段階でもう大丈夫だと安心してしまうことです．

◇薬剤耐性菌のアウトブレイクを終息させるには，感染源から薬剤耐性菌が他の患者に伝播するのを阻止する必要があります．薬剤耐性菌の感染源は，多くの場合，保菌患者です．前項 5-1 で紹介した十二指腸内視鏡のように，汚染された器具や保菌職員が共通感染源となった事例もありますが，多くの事例では，感染源は保菌患者です．

◇耐性菌が検出された環境からも，間接接触により伝播は起こりえますが，その環境がアウトブレイクの主要な感染源であるという明確な疫学的根拠がないまま，環境の清浄化を対策の主軸にすると，アウトブレイクのコントロールが難しくなります．保菌患者という感染源が存在し続ける限り，環境の汚染も継続するからです．このようなイタチごっこに陥らないために，特定の器具や職員が疫学調査で共通感染源として特定されていない限り，保菌患者からの伝播防止を対策の主軸とすることが薬剤耐性菌アウトブレイクの終息には必要です．

◇そのためにスクリーニング培養検査で保菌患者を早期に発見し，速やかに個室に隔離するか，コホーティングを行い，接触予防策を開始します[注1]．しかし，感染対策担当者が接触予防策を指示しても，実施されているとは限りません．また，感染対策担当者も病棟の職員も気が付かない物品が共有されている可能性もあります．

◇例えば，聴診器，血圧計，体温計など病棟内で使用する器具の共有は避けていても，作業療法士が病室に出向いて行うリハビリテーションに使用する器具は消毒しないまま共有している，というようなことがあるかもしれません．薬剤耐性菌は人の手指や器具を介して伝播します．病室は，個室であっても，単に四方に壁がある空間に過ぎず，人やモノに乗って耐性菌が出ていくのを阻止することはできません．ですから，個室隔離やコホーティングを行い，接触予防策を指示した段階で安心するのは早過ぎます．

## 2 解説 discussion

◇薬剤耐性菌のアウトブレイクが発生した場合，伝播拡大予防を目的に，保菌者と直接的または間接的に接触した可能性のある患者を対象にスクリーニング培養検査を行い，保菌患者を早期に発見して，接触予防策を開始することが勧められます．

◇保菌患者は個室隔離するか，個室がなければ1つの病室に集めて収容します．複数の病棟にまたがって多数の保菌患者が発生している状況では，1つの病棟に集めることを検討します．また，担当する職員を固定することも併せて検討します．

◇1つの病棟に集めるコホーティングには，いくつかの利点があります．1つは保菌患者と接する職員が限定されるため，対策の周知やモニタリングが容易になります．また，新規症例を発見するためのスクリーニング培養検査の対象患者も限定されます．要するに，状況がコントロールしやすくなるということです．

◇ただし，このようなコホーティングの継続期間が長期化すると，当該病棟の職員（特に患者との接触頻度が高い看護師）は身体的，精神的に疲弊します．これを緩和するため，一時的な他病棟へのローテーションなども検討します．余談になりますが，アウトブレイクを経験した病棟の職員は，感染対策の質に非常に敏感になります．そのため，他病棟に出向くと，ロールモデルとして感染対策の改善に貢献することがあります．

◇接触予防策の遵守状況のモニタリングも重要です．病棟において，指示された対策

---

注1 接触予防策が標準予防策以上に耐性菌の伝播を阻止することを示す強力な科学的根拠は今日まで得られていませんが，CDCなどの有力な専門機関は薬剤耐性菌の保菌患者に対して，接触予防策を実施することを推奨しています．

が実施されているか，予期せぬ物品の共有など伝播リスクとなりうる状況がないか確認します．

◇これらの対策をどこまで実施するかは，流行している薬剤耐性菌の種類にも依存します．例えば，治療薬が限られるか存在せず，感染症を起こすと重症化しやすい耐性菌の場合は，より厳重な対策が求められます．

### 3 まとめ conclusion

- 薬剤耐性菌のアウトブレイクが発生したら，感染源となっている保菌患者を早期に発見するためのスクリーニング培養検査と個室隔離またはコホーティングを行い，接触予防策が確実に実施されていることをモニタリングする．
- これらの対策をどこまで実施するかは，流行している薬剤耐性菌の種類にも依存する．
- 治療薬が限られるか存在せず，感染症を起こすと重症化しやすい耐性菌の場合は，より厳重な対策が求められる．

**参考文献**

1) Centers for Disease Control and Prevention. An Introduction to Applied Epidemiology and Biostatistics. Lesson 1: Introduction to Epidemiology. Section 10: Chain of Infection. In Principles of Epidemiology in Public Health Practice, 3rd ed. http://www.cdc.gov/ophss/csels/dsepd/ss1978/lesson1/section10.html [2015.9.10]
2) Siegel JD, Rhinehart E, Jackson M, et al. 2007 Guideline for Isolation Precautions: Preventing Transmission of Infectious Agents in Healthcare Settings. http://www.cdc.gov/hicpac/pdf/isolation/Isolation2007.pdf [2015.9.10]
3) Cohen CC, Cohen B, Shang J. Effectiveness of contact precautions against multidrug-resistant organism transmission in acute care: a systematic review of the literature. J Hosp Infect 90: 275-284, 2015
4) Jarvis WR. Investigation in health-care settings. In: Field Epidemiology, 3rd ed (Gregg M, ed). pp315-337, Oxford University Press, New York, 2008

## 5-3　*Clostridium difficile* 感染症対策（1）

### 鉄則 32

*C.difficile* 感染症対策推進にあたり「抗菌薬は必要だから予防は無理」への反証を準備する．

### 1 背景 background

◇*C.difficile* は，毒素を産生することにより下痢を引き起こします．重症例では，時に致死的な劇症型の中毒性巨大結腸症を起こすこともあります．*C.difficile* は，汚染された手指，器具，高頻度接触環境表面との接触により伝播します．芽胞を形成するため，消毒，熱，乾燥に強く，環境表面で数か月間にわたり生存することもできる，やっかいな医療関連感染の原因菌です．

◇*C.difficile* 感染症（CDI：*Clostridium difficile* infection）の新規発生を予防するには，接触によって *C.difficile* が伝播する機会を減らす必要があります．これに対し，「CDI は抗菌薬の投与によって引き起こされるのだから，抗菌薬治療が必要である以上，CDI が起こるのは仕方がない」という人がいます．このような意見を述べる人に，CDI 対策を説明しても，議論が平行線をたどると予想されます．

### 2 解説 discussion

◇CDI 対策を推進するには，CDI の感染源，感染経路，リスク因子に関する次のような情報を知っていると有益です．これらの情報は，CDI 対策の根拠となるため，対策への協力を求める際の強力な説得材料となります．

・市中で *C. difficile* を保菌している人の割合は 7〜15％であるのに対し，医療機関や長期療養型施設では 20〜50％に上ると報告されています．これは，入院（入所）後に初めて，汚染された手指，器具，高頻度接触環境表面との接触により，*C. difficile* を経口摂取して保菌者となる人が多いことを示しています．口から入った *C.difficile* 芽胞は胃酸で殺されず，腸管内で栄養型になります．その後，典型的には抗菌薬の投与による腸内細菌叢の変化により増殖し，毒素を産生することによって腸管の炎症と下痢を引き起こします．ですから，入院時に *C.difficile* を腸管内に保菌していない患者は，CDI を予防できる可能性があります．

- CDIは抗菌薬投与が契機となって起こる下痢症の30％程度を占めているといわれています．また，抗菌薬は種類を問わずCDIのリスク因子になると指摘されています．しかし，抗菌薬の投与歴やその他のリスク因子（入院歴，高齢，制酸薬の使用，重篤な基礎疾患など）がない患者でもCDIを発症することがあります．
- 医療機関内に数十種類の異なる *C.difficile* 株が存在する場合でも，単一株によるアウトブレイクがしばしば発生しています．これは，CDIが接触伝播によって広がることを示しています．
- CDI患者が退院した後の病室に入院すると，CDIのリスクが高まるとの報告もあります．これは退院清掃後も，病室の高頻度接触環境表面が *C.difficile* で汚染されているためです．
- CDI患者が感染源となるCDIは，医療機関全体で発生するCDIの30％程度であり，それ以外の患者は他のさまざまな感染源から *C.difficile* を獲得すると考えられています．無症状の *C.difficile* 保菌者が感染源となっている可能性も指摘されています．
- 2005年ごろから，入院歴がなく，外来で抗菌薬や制酸薬の投与を受けた患者におけるCDIが報告されるようになりました．これらの患者が入院した場合は，医療機関内で感染源となる可能性があります．
- 入院時に新たに *C.difficile* を保菌した患者は，その後CDIを発症するリスクが5倍に高まると報告されています．

### 3 まとめ conclusion

- CDIは，汚染された手指，器具，高頻度接触環境表面との接触により，経口的に *C.difficile* 芽胞を獲得することと，抗菌薬投与を含むさまざまなリスク因子に曝露することにより引き起こされる．
- CDI対策を推進するには，その根拠となるCDIの感染源，感染経路，リスク因子に関する最新情報を知り，活用することが重要である．

**参考文献**
→ pp126-127にまとめて掲載

## 5-4　*Clostridium difficile* 感染症対策(2)

### 鉄則 33

CDI 対策は検査結果を待たずに開始する．

### ① 背景 background

◇ *C.difficile* は容易に接触伝播します．特に下痢のある CDI 患者自身とその周辺は大量の *C.difficile* で汚染されており，病室内に短時間滞在しただけで医療者の手指や聴診器など付着し，他の患者に伝播する恐れが生じます．そのため，CDI が否定できない下痢を認めたら，できるだけ早期に接触予防策を開始するのが賢明です．

◇ 下痢の原因が CDI である可能性が高いことを確認してから接触予防策を開始できれば理想的ですが，CDI の場合はそれが困難です．

◇ 通常，CDI は，臨床症状と検査結果を組み合わせて診断されます．検査法としては，下痢便中の *C.difficile* 抗原や毒素を検出する迅速検査キットが広く活用されています．ただし，この検査の感度には限界があり，陰性であっても実際には CDI を発症している場合があります．今後，より感度が高く迅速な PCR 法が導入されたとしても結果が判明するまでにタイムラグは生じます．

◇ また，前項 5-3 で述べたとおり，抗菌薬の投与歴やその他のリスク因子(入院歴，高齢，制酸薬の使用，重篤な基礎疾患など)がない患者でも，CDI を発症することがあります．そのため，例えば，抗菌薬投与歴のある下痢患者だけを対象に CDI を疑えばよいわけではありません．

◇ CDI のサインには，発熱，腹痛などの症状に加え，白血球増加，低アルブミン血症，特徴的な便の異臭，CT や内視鏡検査での腸炎の所見などがありますが，このうち下痢の発生と同時に入手可能な情報は，発熱などの症状と特徴的な便の異臭程度に限られます．しかし，発熱を伴わない CDI もありますし，意識状態が悪い患者は，腹痛を訴えることができません．血液検査は実施していないこともあれば，実施しても結果が出るまでにタイムラグがあります．また，CT や内視鏡検査は実

施しないこともあります．

◇このように，CDI を迅速かつ正確に診断することは困難な場合が多いため，CDI の可能性がある程度固まるまで CDI 対策を控えていると，その間に二次感染のリスクが生じてしまいます．

## ② 解説 discussion

◇単純な話になってしまいますが，入院中の患者に原因がわからない下痢を認めたら，とりあえず CDI 対策を開始するのが無難です．そして，最終的に CDI が否定的と判断された時点で，CDI 対策を解除するということでよいと考えます．

## ③ まとめ conclusion

- CDI を迅速かつ正確に診断することは困難な場合が多いため，CDI の疑いが濃厚になるまで対策を行わないと二次感染のリスクが生じる．
- CDI の接触伝播を防ぐには，入院患者に原因がわからない下痢を認めたら，とりあえず CDI 対策を開始するのが賢明である．

### 参考文献

1) McFarland LV, Mulligan ME, Kwok RY, et al. Nosocomial acquisition of *Clostridium difficile* infection. N Engl J Med 320: 204-210, 1989
2) Clabots CR, Johnson S, Olson MM, et al. Acquisition of *Clostridium difficile* by hospitalized patients: evidence for colonized new admissions as a source of infection. J Infect Dis 166: 561-567, 1992
3) Riggs MM, Sethi AK, Zabarsky TF, et al. Asymptomatic carriers are a potential source for transmission of epidemic and nonepidemic *Clostridium difficile* strains among long-term care facility residents. Clin Infect Dis 45: 992, 2007
4) Galdys AL, Nelson JS, Shutt KA, et al. Prevalence and duration of asymptomatic *Clostridium difficile* carriage among healthy subjects in Pittsburgh, Pennsylvania. J Clin Microbiol 52: 2406-2409, 2014
5) Kuijper EJ, Coignard B, Tüll P, et al. Emergence of *Clostridium difficile*-associated disease in North America and Europe. Clin Microbiol Infect 6 (Suppl): 2-18, 2006
6) Shaughnessy MK, Micielli RL, DePestel DD, et al. Evaluation of hospital room assignment and acquisition of *Clostridium difficile* infection. Infect Control Hosp Epidemiol 32: 201-206, 2011
7) Centers for Disease Control and Prevention (CDC). Surveillance for community-associated *Clostridium difficile*--Connecticut, 2006. MMWR 57: 340-343, 2008
8) Hirschhorn LR, Trnka Y, Onderdonk A, et al. Epidemiology of community-acquired *Clostridium difficile*-associated diarrhea. J Infect Dis 169: 127-133, 1994
9) Samore MH, Venkataraman L, DeGirolami PC, et al. Clinical and molecular epidemiology of sporadic and clustered cases of nosocomial *Clostridium difficile* diarrhea. Am J Med 100: 32-40, 1996
10) Shim JK, Johnson S, Samore MH, et al. Primary symptomless colonisation by *Clostridium difficile* and decreased risk of subsequent diarrhoea. Lancet 351: 633-636, 1998
11) Curry SR, Muto CA, Schlackman JL, et al. Use of multilocus variable number of tandem repeats analysis

genotyping to determine the role of asymptomatic carriers in *Clostridium difficile* transmission. Clin Infect Dis 57: 1094-1102, 2013

12) Eyre DW, Cule ML, Wilson DJ, et al. Diverse sources of *C. difficile* infection identified on whole-genome sequencing. N Engl J Med 369: 1195-1205, 2013

13) Chitnis AS, Holzbauer SM, Belflower RM, et al. Epidemiology of community-associated *Clostridium difficile* infection, 2009 through 2011. JAMA Intern Med 173: 1359-1367, 2013

14) Khanna S, Pardi DS, Aronson SL, et al. The epidemiology of community-acquired *Clostridium difficile* infection: a population-based study. Am J Gastroenterol 107: 89-95, 2012

15) Dial S, Delaney JA, Barkun AN, et al. Use of gastric acid-suppressive agents and the risk of community-acquired *Clostridium difficile*-associated disease. JAMA 294: 2989-2995, 2005

16) Dial S, Delaney JA, Schneider V, et al. Proton pump inhibitor use and risk of community-acquired *Clostridium difficile*-associated disease defined by prescription for oral vancomycin therapy. CMAJ 175: 745-748, 2006

17) Zacharioudakis IM, Zervou FN, Pliakos EE, et al. Colonization with toxinogenic *C. difficile* upon hospital admission, and risk of infection: a systematic review and meta-analysis. Am J Gastroenterol 110: 381, 2015

18) Barlett JG. Detection of *Clostridium difficile* infection. Infect Control Hosp Epidemiol 31 (Suppl 1): 35-37, 2010

## 5-5 ノロウイルス感染症対策

### 鉄則 34

嘔吐物処理キットの使い方が万全なだけでは，二次感染予防は難しい．

### ❶ 背景 background

◇ノロウイルス感染症の二次感染を予防するために，嘔吐物処理キットを準備したり，処理の練習を行っていますか．嘔吐物には多数のノロウイルスが含まれるため，安全な処理は重要です．しかし，それだけではノロウイルスの二次感染を防ぐのは困難です．ノロウイルスには次のような疫学的特徴があるからです．

#### 1 二次感染予防を困難にするノロウイルスの疫学的特徴

①ごく少ないウイルス量（10〜100個）の摂取で感染が成立する．
　→便1g中に1億個以上，吐物1g中に100万個以上が含まれる．
②汚染された食品の摂取以外に接触によるヒト-ヒト伝播が効率的に起こる．
　→嘔吐物に含まれるウイルスの吸入による伝播も起こりうる．
③無症状の排泄者（asymptomatic shedders）による伝播が起こる可能性がある．
　→ウイルスの排泄量は，嘔吐・下痢などの症状が続く間が最も多いが，発症後2〜3週間の症状が消えた時期にも排泄される．
④ノロウイルスはしぶとく生き延びる．
　→熱や消毒に耐え，硬い環境表面では12時間程度，カーペットでは12日間生存するといわれている．
⑤突然発症し，半数以上に嘔吐を認める．
　→病院では，他の疾患で外来を受診したり入院する患者や，緊急検査や手術を受ける患者が，突然嘔吐や下痢を起こすことがある．
⑥潜伏期間が短い．
　→ウイルスの摂取から，発症するまで12〜48時間しかかからない．
⑦終生免疫や集団免疫が獲得できない．
　→ノロウイルスに対する免疫はウイルス株に特異的であり，数か月程度しか維持されず，生涯にわたり再感染を繰り返すと考えられている．

◇以上の特徴を踏まえると，目の前の患者が突然嘔吐した瞬間に，そばにいた職員や患者は，嘔吐物に触れたり吸入することで，高い確率で，早ければ 12 時間後にノロウイルス感染症を発症し，症状が治まっても数週間はウイルスを排泄しつづけることになります．あらかじめ嘔吐物処理キットを準備し，使用方法を練習していても，二次感染予防は難しい理由がおわかりいただけたでしょうか．

## 2 解説 discussion

◇感染対策チーム（ICT：infection control team）は，院内でノロウイルス感染症が 1 例発生した時点で，短時間のうちに二次感染例が発生する可能性が高いと判断しなくてはなりません．それが集団感染に至らないためには，1 例目が発生した時点で，発症者と発症する可能性のある患者や職員を，早急に，その他の人たちから分離する必要があります．

◇例えば，発症者が嘔吐した時に付近のベッドにいた患者や，嘔吐物を無防備に受け止めてしまったスタッフは，早ければ翌日にでも発症する可能性があります．曝露した未発症の患者を，曝露していない患者と同室にしたり，曝露した未発症のスタッフが曝露していない患者を担当したりすると，感染がさらに拡大する恐れがあります．

◇少なくとも潜伏期間中は，曝露した患者を他の病室には移さず，その患者の病室に新しい患者を入れず，また曝露した職員は曝露した患者を担当するなどの配慮（つまり，発症可能性のある患者と職員のコホーティング）が感染拡大の抑止に役立つと考えられます．

◇ノロウイルス感染症対策として，嘔吐物処理ばかりに焦点を当てたマニュアルや指導をしていないか，一度見直すことをお勧めします．

## 3 まとめ conclusion

● ノロウイルス感染症が発生したら二次感染リスクを回避するために，感染力，感染経路，潜伏期間，感染性期間などの疫学的特徴を考慮した迅速な初期対応を行う．

**参考文献**

1) CDC. Updated Norovirus Outbreak Management and Disease Prevention Guidelines. http://www.cdc.gov/mmwr/preview/mmwrhtml/rr6003a1.html [2014.9.10]
2) Guideline for the Prevention and Control of Norovirus Gastroenteritis Outbreaks in Healthcare Settings, 2011 http://www.cdc.gov/hicpac/pdf/norovirus/Norovirus-Guideline-2011.pdf [2014.9.10]

## 5-6 結核対策

> **鉄則 35**
> 接触者健診（事後対応）だけでなく，曝露の要因を取り除く作業（事前対応）が結核感染を予防する．

### ❶ 背景 background

◇感染性のある結核患者[注1]が医療機関を訪れた際，早期に結核を疑って空気予防策を行わなければ，結核菌に曝露し，感染するリスクが生じます．

◇結核菌への曝露事例が発生すると，接触者健診が必要になります．感染対策担当者は，職員健康管理部門や保健所などと協力しながら，接触者健診の対象者の選択や結果の確認などを行います．このような事後対応は，感染者を早期に発見し，発病予防につなげるうえで重要です．

◇しかし，接触者健診のような事後対応だけでなく，曝露が起きた背景にも目を向けなければ，今後も同様の事例が発生する可能性が残り，感染リスクの改善にはつながりません．

### ❷ 解説 discussion

◇まずは，総論的な話です．結核は，診察する医師が積極的に疑わないと発見されにくい感染症です．結核の医療関連感染を予防するには，疑わしい症状や所見があれば，空気予防策を開始したうえで，喀痰抗酸菌塗抹検査，胸部X線検査やCT検査などを実施する必要があります．

◇次に，各論的な話です．結核菌への曝露事例について，受診から隔離までの流れを経時的に振り返ると，早期に空気予防策を開始できなかった要因が見つかることが

---

注1 ここでは，喀痰の結核菌塗抹検査が陽性の肺結核，咽頭・喉頭結核，気管・気管支結核を指します

あります．これらの要因には，回避できた可能性があるものと，回避が困難だったものがあります．必要に応じて，呼吸器内科や感染症内科など，結核患者を診ることが多い診療科の協力を得て，これらを区別するとよいでしょう．回避可能と考えられる要因については，今後の曝露予防に活かすための対策を検討します．空気予防策の開始が遅れる要因と対策の例には次のようなものがあります．

①症状や所見から結核を疑うことが可能であったが，早期診断・隔離に必要な検査を実施しなかった．
　→結核の早期診断や隔離に関する研修や啓蒙活動を繰り返し行い，あらゆる診療科で結核を疑うことを習慣化する．実際に起こった事例を取り上げると興味をもって聞いてもらいやすい．

②胸部CT検査の画像所見などから非結核性抗酸菌症を強く疑い，空気予防策を実施していなかった患者に結核菌の排菌を認めた．
　→画像所見などから，非結核性抗酸菌症が強く疑われるとしても，起因菌の分離，同定が終了し，結核菌でないことが確認されるまで空気予防策を行うことを検討する．

③過去に肺結核の既往があり，膠原病疾患で外来通院中の患者が，副腎皮質ステロイド剤の長期投与中に肺結核を発病した．
　→結核の既往があり，長期にわたる副腎皮質ステロイド剤の投与を受けている患者や免疫抑制作用のある薬剤を使用中の患者は，潜在性結核の検査と治療を行い，発病の可能性に注意する（その他の結核の発病リスクについては参考文献参照）．

④肺の異常陰影の精査目的で気管支鏡検査が企画された．検査前の喀痰塗抹検査は3回連続陰性であったが，検査後から結核菌の排菌が始まった．
　→結核が否定できない患者の気管支鏡検査を実施する機会が多い医療機関では，気管支鏡検査室に陰圧空調を設置することを検討する．また，気管支鏡検査後に排菌がないことを確認するまで空気予防策を実施することを検討する．

⑤呼吸困難を訴える路上生活者が受診したところ，重症肺結核であった．
　→路上生活者などの社会的弱者は結核のハイリスク群であり，重症化するまで医療機関を受診しないことがある．路上生活者に限らず，日雇い労働者，簡易宿

泊所に寝泊まりする人や結核蔓延地域の住民など，社会的背景から結核のハイリスク群と考えられ，自身の医療機関を受診する可能性がある患者集団を特定し，それらの患者には積極的に結核を疑い，受診早期に空気予防策を開始することを検討する．

⑥薬剤性肺炎により，イソニアジド(INH：isoniazid)，リファンピシン(RFP：rifampicin)の服薬を中断せざるをえなかった患者に，再度排菌を認めるようになった．
→抗結核薬の服用を中断した場合，特にINHやRFPのように結核菌を殺滅する強力な薬剤を中断した場合は，結核菌が再び増殖し排菌が再開したり，排菌量が増加する可能性があることから，排菌を確認し空気予防策の必要性を判断する．

⑦他院からの紹介状に「結核疑い」との記載があることを新患受付の事務員は把握していたが，その情報が速やかに外来の診察医や看護師に伝達されなかったため，空気予防策の開始が遅れた．
→他院からの紹介状に結核が疑われる記載がある場合は，まずは患者を陰圧空調のある個室に収容し，その情報を担当医師や看護師に伝達する運用を定める．

## 3 まとめ conclusion

- 医療関連の結核感染を予防するには，結核菌への曝露事例を振り返って，空気予防策が早期に開始されなかった要因を探り，改善に活かすことが重要である．

**参考文献**
1) 加藤誠也, 阿彦忠之, 猪狩英俊, 他. 厚生労働省インフルエンザ等新興再興感染症研究事業「結核の革新的な診断・治療及び対策の強化に関する研究」. 結核院内(施設内)感染対策の手引き 平成26年版. 厚生労働省, 2014
2) 日本結核病学会予防委員会・治療委員会. 潜在性結核感染症治療指針. 結核 88: 497-512, 2013

第 **6** 章

# 医療関連感染予防における多部門連携

◇ 感染対策は，感染対策部門だけで導入，運営できるものではありません．
◇ 普段は医療現場という表舞台には登場しない施設・設備，物品，廃棄物，清掃，栄養，情報システムに関連する部門の協力が不可欠です．
◇ 本章では，感染対策のための多部門連携における鉄則を紹介します．

## 6-1 輸入感染症への備え

### 鉄則 36
輸入感染症に備えるには，患者が突然受診した場合を想定した多部門合同の訓練を繰り返す．

### 1 背景 background

◇MERS，鳥インフルエンザ，エボラウイルス疾患（EVD：Ebola virus disease）など，主に海外で発生し，国内にもち込まれる感染症を輸入感染症といいます．輸入感染症をもつ患者が受診する可能性のある医療機関では，普段から準備をしていないと，いざというときに慌てることになります．

◇国内で実施される輸入感染症対策訓練のなかには，保健所や検疫所があらかじめ医療機関に輸入感染症疑い患者が受診するとの情報を提供したり，感染症病床に患者がアイソレーターで搬入されるといった好条件の揃った筋書きに基づいて行われるものがあります．しかし現実には，混雑した総合病院の救急外来受付を，事前連絡もなく，輸入感染症をもつ患者が訪ね，発熱などの非特異的な症状を訴えることは十分に起こりえます．輸入感染症の患者が受診する可能性がある医療機関では，このような筋書きのない現実への備えが求められます．

### 2 解説 discussion

◇輸入感染症をもつ患者が受診する可能性についてリスクアセスメントを行い，受診する可能性があれば対応策を決定し，訓練を行います．輸入感染症をもつ患者への対応には，院内外の多職種，多部門が関わります．準備段階からこれらの関係者を巻き込んで対応策を協議し，訓練を行い，訓練から明らかになった課題をクリアしていくことが，いざというときに役立つ経験の蓄積になります．

◇輸入感染症への対応策について検討する際のポイントは次のとおりです．

#### 1 リスクアセスメント
・次のような状況が発生したら，輸入感染症をもつ患者が受診する可能性についてリ

### 表1　感染症に関する疫学情報

| | |
|---|---|
| ・発生地域，発生頻度 | ・潜伏期間 |
| ・病原体 | ・感染性期間 |
| ・臨床症状 | ・報告されている致命率 |
| ・検査 | ・サーベイランスに用いられている疾患定義 |
| ・感染経路 | |

スクアセスメントを開始します．
①海外の特定の地域でこれまでに知られていなかったヒト-ヒト伝播する感染症（新興感染症）が発生した場合
②海外の特定の地域でヒト-ヒト伝播する感染症の流行が見られている場合

## 2 受診可能性の評価

・病院の地理的位置や機能などから，発生地域に滞在または渡航歴のある患者が受診する可能性を評価します．

## 3 疫学情報の収集

・受診する可能性がある場合は，発生している感染症に関する疫学情報を定期的に収集します（表1）．発生早期は入手できる情報が限られていますが，次第に情報量は増えていきます．また，マスコミによる報道が下火になっても，発生が続いている場合は，受診の可能性は引き続きあると考えて備えるのが賢明です．

## 4 輸入感染症の発生状況

・輸入感染症の発生状況を知るには次の情報源を活用するとよいでしょう（表2）．海外での感染症発生をいち早く知るには，ProMED(Program for Monitoring Emerging Diseases)-mailやMMWR(Morbidity and Mortality Weekly Report)からメール配信されるニュースが役立ちます．また，その後の発生状況を把握するには，WHO Disease Outbreak NewsやCIDRAP(Center for Infectious Disease Research and Policy)のホームページを定期的に覗くとよいでしょう．未知の輸入感染症が国内にもち込まれる可能性を報道で見聞きすると，多くの職員は不安を感じます．感染対策担当部門は，輸入感染症の疫学や対策について，正確な情報を職員に発信する役割も担います．

表2　海外における感染症の発生について知ることができる情報源

| 名称，URL | 特徴 |
|---|---|
| ProMED-mail<br>(http://www.promedmail.org/) | ・各国の公的機関，マスコミ，個人から寄せられる，ヒト，動植物における感染症や毒物に関する情報をメールアドレスを登録した会員に配信する．<br>・メールアドレスを登録すると，感染症アウトブレイクに関する情報が配信される |
| MMWR<br>(http://www.cdc.gov/mmwr/) | ・米国疾病予防管理センター（CDC）が定期刊行する疫学情報誌で，メールアドレスを登録すると定期号および臨時号が配信される<br>・財団法人国際医学情報センター（IMIC：International Medical Information Center）のホームページで抄訳が読める（http://www.imic.or.jp/mmwr/index.html） |
| WHO Disease Outbreak News（DONs）<br>(http://www.who.int/csr/don/en/ ) | ・世界保健機関（WHO）が運営するサイト<br>・世界各地で流行する感染症の発生動向を定期的に更新している |
| CIDRAP<br>(http://www.cidrap.umn.edu/) | ・米国ミネソタ大学のAcademic Health Centerが運営するサイトで，健康危機管理や感染症対応関する情報がまとめられている |
| CDC Current Outbreak List<br>(http://www.cdc.gov/outbreaks/) | ・米国内および世界各国で発生しているアウトブレイクに関する情報がまとめられている |
| 国立感染症研究所　感染症疫学センター<br>(http://www.nih.go.jp/niid/ja/from-idsc.html) | ・海外から発信される情報の翻訳，要約が掲載される<br>・翻訳までに時間を要するため，最新情報を得たい場合は，上記の情報源を確認するのが望ましい |

## 5 対応策の検討

・集めた情報をもとに関係者と対応策を検討し，明文化したうえで訓練を行います．対応策を検討する際のポイントは次のとおりです．

### 1）患者の早期発見と隔離のための工夫

・受診者を対象に，輸入感染症が疑われる条件（渡航歴や症状・徴候）と，条件に合致した場合に取るべき行動を案内するポスターを病院出入り口などに掲示することを考えます（図1）．
・外国語を併記する必要性について検討します．
・ポスターに気付いてもらえるよう，絵や図などの視覚的情報の追加も検討します．

### 2）患者対応を行う部門の決定

・輸入感染症が疑われる患者が事前連絡なく受診した場合に，初期診療を行う部門を決定します．医療機関に総合診療部や救急部など，日常的にウォークインの患者を診ている部門があれば，通常はそれらの部門が初期対応を行うことになります．

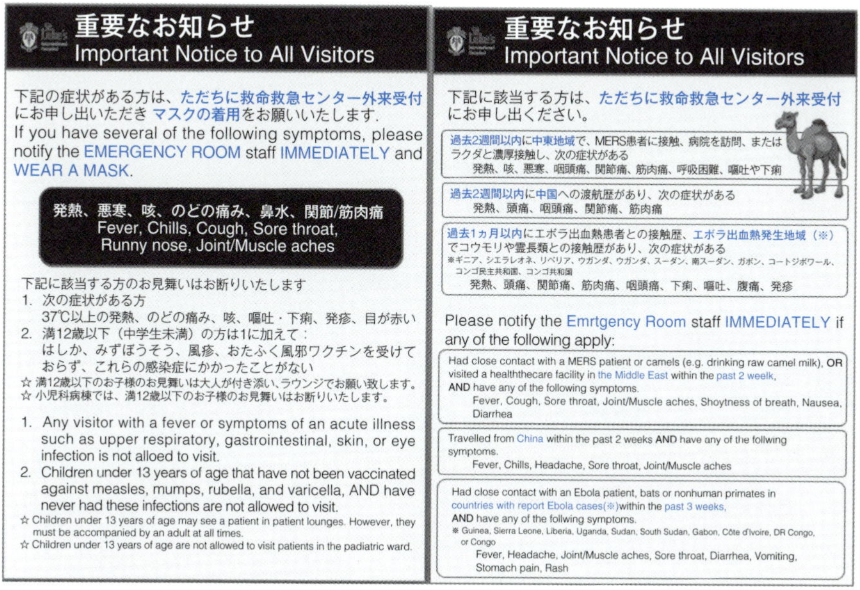

図1 輸入感染症に関する患者案内ポスターの例

### 3）受付における安全な対応

- 新興感染症の可能性がある患者が受付を訪れた場合の対応を決定し，定期的に訓練を行います．
- 事務系職員が受付を担当する場合，輸入感染症が疑われる患者かどうかを機械的に判断するための簡単なフローなどを作成するとよいでしょう．
- 輸入感染症が疑われる患者の対応時に必要なマスクなどのPPEや環境消毒用のワイプなどは受付に常備します．
- 患者を隔離室まで案内するためのルートと案内の方法を決めておきます．
- 人に出会わずに隔離室に移動できる通路や専用の出入り口があればベストですが，多くの病院では，構造上それが困難です．接触伝播する感染症であれば，人に触れない限りは安全に移動が可能です．飛沫感染，空気感染する感染症は，患者にマスクを着用してもらい，人払いをしながら移動するのが次善の策になります．

### 4）隔離室の決定

- 患者を隔離する部屋を決めておきます．
- 感染経路が未知の新興感染症や空気感染が疑われる感染症の場合は，陰圧空調を備えた個室が必要となります．陰圧個室がある病院では，求められる圧差や換気回数

表3 輸入感染症対策に使用するPPE（個人防護具）

| つなぎ型[*1] | 組み合わせ型[*2] |
| --- | --- |
| ・EVDのような致命率が高い感染症の対応時に着用することが多い<br>・全身がつなぎで覆われるという安心を感じられる一方で，普段使い慣れないので安全な着脱ができるよう定期的な訓練が必要となる．<br>・日常的に使うものではないため，期限が切れたものは廃棄処分となる．<br>・つなぎに手袋，ゴーグル，フットカバーを装着した状態で移送車を運転するのは危険である． | ・普段使用しているPPEを組み合わせる．組み合わせ方で皮膚の露出を避けることができる．<br>・使い慣れているPPEではあるが，着脱訓練は行ったほうがよい．<br>・感染経路に合わせてカスタマイズが可能である．<br>・日常的に使用するものであるため，期限が切迫したら使用頻度の高い部門で消費できる． |

〔＊1：エボラ出血熱対応 自治体向け資料集 平成27年3月 平成26年度厚生労働科学研究費補助金 新興・再興感染症及び予防接種政策推進研究事業 「自然災害時を含めた感染症サーベイランスの強化・向上に関する研究」（研究代表者：松井珠乃）. www.nih.go.jp/niid/images/epi/ebola/ebola20150325.pdf より〕
〔＊2：米国ネブラスカ大学病院着脱手順 "Viral Hemorrhagic Fever - Donning & Doffing PPE". https://app1.unmc.edu/nursing/heroes/ppe_posters_vhf.cfm より〕

表4 輸入感染症対策における工夫例

- フットペダルで開閉できる感染性廃棄物容器の設置
- フットペダルで使用する手指消毒の設置
- PPEが正しく着脱できているか確認するための鏡の設置
- 隔離室内部とナースステーションで会話ができるインターフォンの設置
- 眼鏡を使用する職員にとってゴーグルの着脱は難しく，着脱時にずり落ちた眼鏡を直そうとして顔面に触れる恐れがあるため，顔面全体を覆うシールドなど着脱が容易な製品を採用
- 隔離室内部で記載した届出用紙などはビニール袋に入れて隔離室外にもち出し，コピーを取り，原本は破棄

が得られているか，定期的に施設設備担当者が確認する必要があります．
・陰圧個室がない施設では，代替案を検討します．WHOが発行するガイドライン[2]を参照するとよいでしょう．

## 5）感染対策の決定

・判明している感染経路に応じて感染対策を検討します．
・PPE（個人防護具）も感染経路などの疫学情報を参考に選択します．
・輸入感染症の対応に用いるPPEは，タイベック®スーツのような「つなぎ型」と，普段使用している個人防護具を組み合わせる「組み合わせ型」から選択します．それぞれに長所と短所があります（表3）．
・PPEは突然患者が受診した場合でも対応できるよう，セット化して，必要最低限の個数は医療現場にストックしておきます．また，購買部門などに予備をストックしておきます．ストックの必要数や期限管理の方法を関係者と検討します．
・実際に訓練を行うことによってさまざまな工夫も生まれます（表4）．

## 6）省庁との連携
- 輸入感染症に対応する場合，管轄の保健所との連携が必要となります．
- 日頃から合同で輸入感染症に対応するための訓練を実施し，振り返りを行うと，連携における課題の明確化と改善につながります．

## 7）長時間の滞在や入院の可能性に関する検討
- EVD や MERS のように国内で発生しても，それに引き続いて市中で流行が起こる可能性が低い感染症の場合は，感染症病床をもたない病院に患者が入院する可能性は高くありません．しかし疑似症例が受診した際，外部機関で確定診断のために行う検査の結果が判明するまでの数時間から数日，患者が滞在する場合があります．そのような可能性があるなら，食事，睡眠，排泄などの日常生活への支援を含めた対応策をあらかじめ考えておかなくてはなりません．
- また，新型インフルエンザのように市中で流行する恐れがある感染症の場合，感染症病床が満床となれば，協力医療機関から順次入院患者を受け入れることになります．入院の可能性がある場合は，担当する診療科，病棟，そこまでの搬送方法や感染対策について検討する必要があります．

## ❸ まとめ conclusion

- 医療機関では，輸入感染症をもつ患者が突然受診する可能性についてリスクアセスメントを行い，受診する可能性があれば対応策を決定し，訓練を行う．
- 輸入感染症への対応には，多職種，多部門が関わる．これらの関係者を巻き込んで対応策を協議し，訓練を通して練り直す作業を行うことが，いざというときに役立つ経験の蓄積になる．
- 保健所との連携も必要となるため，定期的に合同訓練を行い，振り返りを行うと，連携における課題の明確化と改善につながる．

### 参考文献
1) Morens DM, Fauci AS. Emerging Infectious Diseases: Threats to Human Health and Global Stability. PLoS Pathog 9: e1003467, 2013
2) WHO. Guidelines for the Prevention of Tuberculosis in Health Care Facilities in Resource-limited Settings. http://www.who.int/tb/publications/who_tb_99_269/en/

## 6-2　購買部門との連携

**鉄則 37**

物品の採用や再処理について，感染予防に配慮した基準に基づいて決定する仕組みを構築する．

### ❶ 背景　background

◇医療機関の購買部門が感染予防について考慮することなく，医療現場の要望と費用を基準に物品の採用や再処理について決定すると，次のようなことが起こりえます．

> ・単回使用物品（SUDs：single use devices）の安易な再処理
>   例：SUDs を再処理による費用削減が可能という理由で申請部門の要望通りに物品を採用する．
> ・医療現場のプラクティスに伴う感染リスクに見合わない製品の採用
>   例：採血室で使用する手袋に，安価なプラスチック手袋を採用する．
> ・採用品の標準化が図られない
>   例：部門ごとに製造元が異なる安全装置付静脈留置針を採用する．

◇それぞれの例に潜む感染リスクについて考えてみましょう．
・SUDs の再処理には次のリスクを伴います．

> 交差感染：狭い内腔等の構造や材質により，有機物や微生物の除去が難しい
> 消毒薬の浸出：材質により，再処理に使用する消毒薬を吸収・吸着し，溶出するものがある
> 故障：再処理の負荷により，破損の恐れがある

・プラスチック手袋は，耐久性や耐貫通性が低いため，鋭利物を操作する場面や血液・体液に触れる場面には不向きです．
・安全装置付鋭利器材は，同じ種類であっても，製造元により安全装置の作動方法や操作性が異なります．使い慣れない場合は針刺し・切創のリスクが生じます．

◇物品の採用や再処理にこのような感染予防の観点を付加すれば，医療現場の要望と

費用だけを基準にした場合とは異なる判断がなされる可能性があります.

## ❷ 解説 discussion

◇あらゆる物品の採用や再処理の決定において，感染対策の担当者の判断を仰ぐ必要はありません．感染予防に配慮した物品の採用に関する考え方や基準を明確にしておけば，購買部門である程度判断が可能です．そして，判断が難しい場合には，感染対策担当者に相談すればよいことになります．

◇このような運用を可能にする前提条件は，購買部門と感染対策部門が，感染予防という目標を共有することです．購買部門は医療の質の向上につながる物品を，より安価に購入し，品質管理する技能をもつプロの集まりです．これは医療関連の感染予防にとってきわめて重要な技能です．

◇感染予防に配慮した物品の採用や再処理に関する考え方や基準は，感染対策部門と購買部門が共に以下の点について検討を行うなかで明確になっていきます．

### 1 SUDs の再処理に関する方針の決定
・そもそも，医療機関で SUDs の再処理を行うか否かについて方針を明確にする必要があります．SUDs の再処理を行わない場合は，購買部門の協力により，再処理可能として販売されている製品の積極的な採用や，価格交渉による値引き，より安価な同等品を探すことが必要となります．
・SUDs の再処理を行う場合，どのような物品や方法であれば安全か指針を示すことは困難です．また，SUDs の再処理には前述のリスクが伴いますが，それを定量化することは困難だと考えられています．国内では，SUDs の再処理は行わないように，とする厚生労働省医政局長通知が発行されていますが，法的拘束力はないため，国内の医療機関における SUDs の再処理は野放しといってよい状況です．しかし，医療機関が行う SUDs の再処理には，感染予防および医療安全上のリスクを伴うことから，行わない方向で最大限の努力を行うことが求められます．

### 2 物品採用窓口の一本化
・医療機関内で物品の採用を決定する窓口が1か所であれば，そこで感染予防のフィルターを通過したものだけが採用されることになります．一方，各部門で自由に物品を採用し，使用する場合は，それが難しくなります．物品採用の「関所」を1か所に絞ることが感染予防に配慮した物品の採用を容易にします．

### 3 個人防護具の採用基準の決定

・マスクやガウンにはフィルター性能やバリア性能に関する規格があります．どのような規格の製品を採用するのか，それぞれの PPE について基準を取り決めておけば，より安価な製品の紹介があった場合に，感染対策部門とともに検討を進めてよい製品を購買部門で選別することができます．

### 4 採用する物品の標準化

・製造元が異なる同等品が複数採用されていると，誤使用を招くことがあります．特に安全装置付鋭利器材は，誤使用によりかえって針刺し・切創のリスクが高まります．また，正しい使用方法が周知され，針刺し予防の効果が現れるまでに数か月から数年を要します．医療機関内で使用する物品は，可能な限り標準化することが感染予防につながります．

## 3 まとめ conclusion

- 物品の採用や再処理は，医療現場の要望と費用に加え，感染予防を含む医療の質の観点から決定する必要がある．
- そのためには，購買部門と感染対策部門が，感染予防という目標を共有したうえで，感染予防に配慮した物品の採用に関する考え方や基準を明らかにするとよい．
- この考え方や基準は，SUDs の再処理に関する方針，物品採用窓口の一本化，PPE の採用基準や採用する物品の標準化についてともに検討するなかで明らかになる．

#### 参考文献

1) Eucomed. Eucomed White Paper on the reuse of single-use devices. http://www.medtecheurope.org/sites/default/files/resource_items/files/15122009_MTE_Eucomed%20White%20Paper%20on%20the%20reuse%20of%20single%20use%20devices_Backgrounder.pdf
2) Report from the commission to the European Parliament and the Council. Report on the issue of the reprocessing of medical devices in the European Union, in accordance with Article 12a of Directive 93/42/EEC /* COM/2010/0443 */.
http://eur-lex.europa.eu/legal-content/EN/TXT/?uri=CELEX%3A52010DC0443
3) 厚生労働省医政局長. 医政発 0827 第 15 号　平成 27 年 8 月 27 日　単回使用医療機器(具)の取り扱い等再周知について. http://www.mhlw.go.jp/file/04-Houdouhappyou-10802000-Iseikyoku-Shidouka/0000095986.pdf

## 6-3 医療現場における食品衛生

### 鉄則 38

各医療現場のキッチンにおける食品衛生管理には，厨房と同等の厳しさが求められる．

### ❶ 背景 background

◇医療機関の厨房における食品衛生管理は，食品衛生法とこれに則った指針[1,2]に基づいて行われています．定期的な検便や靴の履き替えなど，感染予防に関する近年の知見に合わない内容も一部あるものの，指針に基づいている限りは，患者に安全な食品を提供することが可能です．病棟などの医療現場のキッチンでも患者に提供する食品を取り扱うため，本来なら厨房と同等の衛生管理が求められるはずですが，現実は必ずしもそうではありません．そのため，例えば次のような問題がみられることがあります．

- ・食品用冷蔵庫・冷凍庫の温度が定期的に測定されていない．
- ・食品用冷蔵庫・冷凍庫の温度に異常値があっても放置されている．
- ・食品用冷蔵庫の用途が決まっておらず，患者用の食事，職員用の食事などが混在している．
- ・患者用の食事に識別子(例：患者氏名とIDまたは生年月日の組み合わせ)の記載がないか，患者確認には不十分な識別子(病棟番号と姓のみなど)が記載されており，取り違える可能性がある．
- ・消費・賞味期限が切れた，あるいは不明の食品が保管されている．
- ・食器類の洗浄と乾燥が不十分である．
- ・食品用冷蔵庫・冷凍庫，食器類を保管する棚や引き出しの定期的な清掃が行われていない．

### ❷ 解説 discussion

◇医療現場のキッチンにおいても，次のとおり，厨房に準じた食品衛生管理が求められます．これらの対策の実施状況や課題は，ラウンドの際などに確認します．

- 食品用冷蔵庫・冷凍庫の温度を定期的に測定し，記録している．
- 常温保存する食品がある場合は，キッチンの室温も測定し，記録している．
- 冷蔵庫，冷凍庫，室温の正常値と，異常値があった場合の対応手順が定められており，病棟スタッフが回答することができる．また異常値への対応を実施した場合は，その日時や内容を記録している．
- 食品用冷蔵庫・冷凍庫の用途が扉などに明示されており，用途外の食品が保管されていない．
- 取り置きされている患者用の食事に識別子（例：患者氏名とIDまたは生年月日の組み合わせ）の記載がある．
- 厨房で調理した患者用の食事を病棟で取り置いてよい時間が定められており，それを超えて取り置いていない．また，適切な方法（冷蔵，冷凍，常温など）で取り置いている．
- 消費・賞味期限が切れた，あるいは不明の食品が保管されていない．
- 患者が使用した食器類の洗浄と乾燥は，確実な熱水消毒と乾燥が可能な厨房で行うのが理想的である．医療現場のキッチンで使用し，洗浄する食器類（計量スプーンやポットなど）がある場合は，①家庭用食器洗浄機で洗浄，②洗剤を用いた洗浄後に塩素溶液への浸漬，③洗剤を用いた洗浄後に食器乾燥機で乾燥のいずれかの方法を検討する．
- 食品用冷蔵庫・冷凍庫，食器類を保管する棚や引き出しは定期的な清掃を行う．

## 3 まとめ conclusion

- 病棟などの医療現場のキッチンにおいても，厨房と同水準の食品衛生管理を行う必要がある．
- 冷凍庫・冷蔵庫・室温の温度確認と記録，食品の期限管理，食器類の洗浄・乾燥・保管などが適切に行われていることを，ラウンドの際に確認する．

**参考文献**

1) 大量調理施設衛生管理マニュアル（平成9年3月24日付け衛食第85号別添）（最終改正：平成25年10月22日付け食安発1022第10号）．http://www.mhlw.go.jp/topics/bukyoku/iyaku/syoku-anzen/gyousei/dl/131106_02.pdf
2) 食品等事業者が実施すべき管理運営基準に関する指針（ガイドライン）（平成16年2月27日付け食安発第0227012号別添最終改正：平成26年10月14日付け食安発1014第1号）．http://www.mhlw.go.jp/file/06-Seisakujouhou-11130500-Shokuhinanzenbu/0000084849.pdf

## 6-4 清掃の質の評価と改善

### 鉄則 39
清掃の質管理は，外部委託事業者に任せきりにしない．

### ① 背景 background

◇近年は医療機関の清掃を委託会社が行うことが増えました．契約上，委託会社が行うことになっている清掃作業は，通常「清掃作業仕様書」と呼ばれる文書にまとめられています．清掃には，日常清掃，定期清掃，特別清掃などの種類があります．仕様書には，これらを行う場所，頻度や方法が記載されています．

◇契約した以上は，仕様書のとおりの清掃が行われることを期待したいところですが，さまざまな理由で実施されないことがあります（表1）．また，契約どおりの清掃が行われている場合でも，現在の契約内容では清掃が不十分な場合もあります．例えば，棚や額縁の上などの高所の清掃頻度が少なく，常に埃が蓄積しているような場合は，現在よりも頻回な除塵が必要かもしれません．これらの問題点は，病院側の職員が契約内容を把握したうえで，清掃の質を評価しなければなかなか見えてきません．

### ② 解説 discussion

◇医療環境の向上につながる清掃の質の評価と改善のポイントをまとめてみました．

#### 1 感染対策担当者は契約段階から関与を
・感染対策担当者は，委託会社の選定や契約に関与することが望まれます．そうする

表1 清掃が契約どおり実施されない理由の例

- 週1回病室の高所除塵を行うことになっているが，患者が長期入院中のため，入院後は一度も実施していない．
- 病院の床の定期清掃を，1年をかけて行う契約になっているが，一部の管理者の協力が得られず，上半期で20％しか実施できていない．
- 清掃作業員によって日常清掃や退院清掃の質にムラがあり，本来清掃を行うべきところが汚れている．

ことで，医療関連感染のリスクアセスメントに基づき，その医療機関で求められる清掃作業を，初めから契約に盛り込むことができます．

## 2 評価の前に清掃作業仕様書の内容を把握する

・契約内容は清掃作業仕様書に記載されますが，記載されている内容が具体的ではない場合もあります．また文章の羅列だけで理解しにくいこともあります．仕様書の内容については，委託会社の管理責任者から詳しい説明を受け，疑問点を解決しておくとよいでしょう．特に，清掃する場所，頻度（または期限），方法について把握しておくことが重要です．このような具体的な情報は，各現場の管理者と共有すると，管理者自身も管轄部署の清掃の質を評価することができるようになります．

## 3 病院側の職員が清掃の質を評価する

・清掃の質の評価を担当する病院側の職員は，医療機関により異なります．清掃作業を管理する部門の職員が行うこともあれば，感染対策担当者が行うこともあります．また，両者が共同で行うこともあるでしょう．いずれにしても，清掃の評価は委託会社に任せきりにせず，病院職員が関与することが重要です．

## 4 清掃の質を評価するポイントは2つ

・契約どおりの清掃が実施されているか
・現在の契約内容で十分か

## 5 日常清掃の評価

・日常清掃の実施の有無については，清掃作業員がサインした書類などで確認できます．清掃の質についてはさまざまな評価方法があり，それぞれに利点と欠点があります（表2）．どの方法を選択するかは各病院で決めることになりますが少なくとも，目視によるインスペクション（点検）は定期的に行い，日常清掃の課題を明らかにします．課題のなかには，個々の清掃作業員の技能に由来するもの（例：他の作業員に比べて作業が雑）もあれば，組織的な課題（例：入院期間が長い患者の病室では高所除塵が困難）もあります．個人の課題については委託会社に改善を依頼し，組織的な課題については，根本的な問題解決につながる対策をともに検討します．

## 6 定期清掃や特別清掃の評価

・定期清掃や特別清掃については，1年間で清掃すべきエリアをすべて清掃したことを確認し，その質を少なくとも目視で評価する必要があります．

表2 清掃の質評価の方法と特徴

| |
|---|
| **目視によるモニタリング**<br>・ほこりや有機物の存在を確認できる<br>・微生物汚染を測定できない<br>・精度が低い（観察者間の差やホーソン効果による影響を受ける） |
| **清掃前に環境に塗布した蛍光塗料の残存をブラックライトで確認**<br>・安価である<br>・微生物汚染の評価はできない |
| **アデノシン三リン酸（ATP）測定**<br>・有機物を検知できる<br>・比較的安価で実施が容易である<br>・ATPと微生物数の相関は乏しい<br>・医療関連感染予防とリンクする基準値がない |
| **細菌培養検査**<br>・検出される菌種や菌量は，採取法の感度（スワブはグラム陽性球菌よりグラム陰性桿菌の検出感度が高く，スタンプ培地はその逆），環境の材質，採取する時間帯や場所などの影響を受ける<br>・医療関連感染予防とリンクする基準値がない<br>・費用がかかる<br>・検査面積が狭い |

・そのために，年度初めに委託会社が定期・特別清掃の予定表を作成し，定期的に病院側の担当者に進捗報告を行うのも1つのやり方です．その際，例えば，床の定期清掃について，清掃すべき全面積の何パーセントが終了しているのか毎月報告を受ければ，進捗が順調か否かを病院側が把握することができます．また，予定どおりに進まない場合の要因と対策についても検討が可能になります．

## 7 情報を共有し，改善について協議する

・清掃の質の評価や課題に関する情報は，感染対策担当者，病院側の清掃管理担当者，委託会社の管理責任者で共有し，改善に活かします．そのために定期的にミーティングを開くのもよいでしょう．

## 8 契約内容を見直す

・現在契約に含まれていないが，実施するのが望ましい清掃作業についても，上記の三者で検討し，年度途中でも契約に追加して実施するのか，次回の契約更新まで待つのかといった検討を行います．

## ❸ まとめ conclusion

- 清掃委託会社が契約上行うことになっている清掃作業は，通常「清掃作業仕様書」と呼ばれる文書にまとめられている．
- 清掃には，日常清掃，定期清掃，特別清掃などの種類があり，仕様書には，これらを行う場所，頻度や方法が記載されている．
- 清掃は委託会社に任せきりにせず，病院側の職員が，①契約どおりの清掃が実施されているか，②現在の契約内容で十分か，という２つの観点から評価し，改善することが医療環境の質の向上につながる．
- 感染対策担当者は，病院側の清掃作業管理者，委託会社の管理責任者と，定期的に情報共有を行い，具体的な改善策について検討する．

#### 参考文献

1) Association for Professionals in Infection Control, Joint Commission Resources. The APIC/JCR Infection Prevention and Control Workbook, 2nd ed. Joint Commission Resources, Illinois, 2010
2) Leas BF, Sullivan N, Han JH, et al. Environmental Cleaning for the Prevention of Healthcare-Associated Infections. Rockville (MD): Agency for Healthcare Research and Quality (US); 2015 Aug. Report No.: 15-EHC020-EF. AHRQ Comparative Effectiveness Technical Briefs.

## 6-5 感染性廃棄物のリスク管理

### 鉄則 40

感染リスクとなりうる廃棄物の取り扱いを把握し，改善する．

### 1 背景 background

◇医療機関から排出される感染性廃棄物は，廃棄物処理法に則り厳重に管理監督されています．そのため，明らかに法律に違反するような不適切な取り扱いを行っている病院はおそらくありません．それでも，次のような状況に伴う感染リスクは存在します．

①感染性廃棄物を捨てるために容器の蓋を手で開ける必要がある．
②感染性廃棄物容器を回収する作業員が，いつでもどこでも手袋を着用している．
③病院が規定する廃棄物の分別方法が守られていない．
④トイレにインスリン自己注射針の廃棄容器が設置されていない．
⑤子供が1人で動き回ることがある場所で，低い位置に鋭利物専用の廃棄物容器が設置されている．
⑥患者や訪問者が感染性廃棄物容器にティッシュなどのゴミを廃棄する可能性がある．

### 2 解説 discussion

◇上記で挙げた6つの状況の改善策について考えてみたいと思います．いずれも，廃棄物管理担当者との共同作業が必要になります．

#### 1 感染性廃棄物容器の蓋を手で開ける必要がある．

・病原微生物への曝露を避けるために，感染性廃棄物容器の蓋は足踏みペダルで開くことが理想的です．経済的な理由で一度に多数の足踏みペダル式スタンドを導入できない場合でも，予算を確保しつつ，少しずつ設置台数を増やすことを検討するとよいでしょう．

#### 2 感染性廃棄物容器を回収する作業員がいつでも，どこでも手袋を着用している．

・廃棄物回収作業員の業務は，手指衛生や手袋の着脱を要するタイミングがわかりに

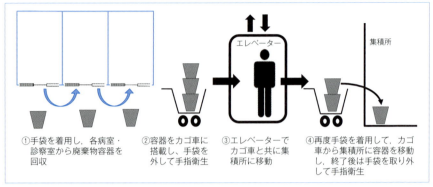

図1　感染性廃棄物容器の回収作業工程の例

くいのが特徴です．例えば，ある病院では，①複数の病室や診察室から廃棄物容器を回収→②容器を搬送用のカゴ車に搭載→③エレベーターで集積所に移動→④カゴ車から集積所へ廃棄容器を移動，という工程で回収作業を行っているとします（図1）．

- ①では作業員が手袋をつけたまま，診察室を出入りする可能性があります．診察室ごとに手袋交換と手指衛生を行うのが非効率的な場合は，回収作業開始時に各部屋の扉を開けておくか肘でドアを開閉することが求められます．また，②が終了した段階で，一度手袋を取り外して手指衛生を行い，④の段階で再度手袋を装着することが求められます．
- このように，廃棄物回収作業中の手指衛生と手袋の着脱については，実際の作業工程を確認したうえで，作業員にとって理解も実践も容易なタイミングと方法を設定するのがよいでしょう．また，清掃作業員に周知する際には，専門用語を避け，簡単明瞭な指示をポスターなどで示すとよいと思われます．さらに，指示内容を実践できるよう，手指消毒薬や手袋はアクセスしやすい場所に設置することも重要です．
- これらの対策は，感染対策担当者が廃棄物回収作業の管理責任者と共同で検討し，取り決めます．また，感染対策担当者は定期的に回収作業のモニタリングを行い，規定されたとおりに回収作業が行われていることを確認します．規定が守られていない場合は，管理責任者に報告し，改善を求めます．

## 3 病院が規定する分別方法が守られていない．
- 一般的に複雑かつ面倒なことは，自分自身に明白な利益がない限り，行われにくい

傾向にあります．経費削減などの理由で，感染性廃棄物の分別方法を法律が規定する以上に細分化している場合は，不適切な廃棄につながる可能性があります．不適切な分別が続く場合は，要因と改善策の検討が必要です．

### 4 トイレにインスリンの自己注射針の廃棄容器が設置されていない．

・医療機関のトイレでは，インスリンの自己注射を行う患者さんがいます．廃棄物容器を持参している人もいますが，なかには可燃ごみ用の容器に廃棄する人や床に放置する人もいます．そのような不適切な廃棄は，清掃作業員や他患者の針刺しにつながります．

・トイレでインスリンの自己注射を行う患者がいる可能性のある医療機関では，トイレに針専用の廃棄容器の設置を検討します．設置する場合は，容器をもち去ることができないように施錠可能なホルダーのなかに置くことや，手が入らないよう投入口を狭くすること，また，清掃作業委員が定期的に内容量を確認し，一定量に達したら速やかに交換する運用を取り決めるといった安全への配慮が必要になります．

### 5 子供が1人で動き回ることがある場所で，低い位置に鋭利物の廃棄容器が設置されている．

・子供が保護者の目の届かないところで動き回る可能性がある診察室，処置室，検査室に，鋭利物専用の感染性廃棄物容器を設置する場合，容器は手の届かない高さに設置する必要があります．針が突出するのを防ぐフラップがついていても，容器の外からは手を入れることが可能な作りになっている容器も多く見られます．これらの容器は，子供が手を入れることができない高さに設置する必要があります．

### 6 患者や訪問者が感染性廃棄物容器にティッシュなどのゴミを廃棄する可能性がある．

・ベッドサイドで多量の感染性廃棄物が生じる場合，それらを使用するたびに感染性廃棄物容器が設置されている離れた汚物室に搬送するのは，医療従事者や周囲環境を汚染するリスクが生じるだけでなく，きわめて非効率的です．そのような場合は，ベッドサイドに感染性廃棄物容器を設置するのが望ましいと考えられます．

・鋭利物専用の容器を設置する場合は，施錠可能で手を入れられない構造の容器である必要があります（図2）．鋭利ではない廃棄物を入れる容器は，患者間で使い回さないことはもちろん，患者や家族がティッシュなどを捨てないように指導するとともに，容器に注意書きを印字するなどの配慮が求められます（図3）．

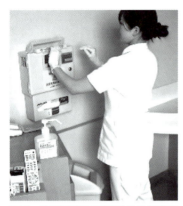

**図2** 施錠可能な壁掛け式の鋭利物廃棄容器の例

職員以外は手を触れないよう注意書きが貼られている．

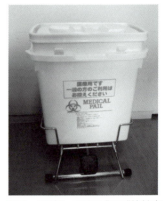

**図3** 足踏みペダル式の感染性廃棄物容器の例

職員以外は利用しないよう注意書きが印字されている．

## 3 まとめ conclusion

- 医療機関から排出される感染性廃棄物は，廃棄物処理法に則り厳重に管理監督されているが，法に抵触しないまでも不適切な廃棄や廃棄物容器の取り扱いによって，職員や病院利用者に感染リスクが生じることがある．
- 感染対策担当者は，医療現場をよく見て回り，感染性廃棄物容器に関連する感染リスクの把握と改善を行う．廃棄物管理の改善活動には，廃棄物管理担当者との共同作業が必要になる．

#### 参考文献

1) 環境省大臣官房 廃棄物・リサイクル対策部. 廃棄物処理法に基づく感染性廃棄物処理マニュアル. https://www.env.go.jp/recycle/misc/kansen-manual.pdf

## COLUMN 建築・改築工事に求められる感染対策（→第6章も参照）

- 医療施設の老朽化や、規模や機能の拡張に伴い、建築・改築工事の必要性が生じます。手術室や集中治療室などのハイリスクエリアで工事を行う場合も出てきます（図1, 2）。その際に適切な感染対策を講じなければ、免疫不全患者にアスペルギルス症、ムコール症、レジオネラ症などの日和見感染症のリスクが生じます。このなかでもアスペルギルス症のリスクは高く、アウトブレイク事例の約半数が、施設内や周辺の建築・改築工事に関連して起きています。
- 感染対策担当者が知らない間に、ハイリスクエリアで工事が始まっていたということがないよう、医療機関内の工事計画については、感染対策担当者、施設課職員、工事請負業者がともに、事前にICRA（infection control risk assessment）マトリックス[注1]を活用したリスクアセスメントを行い、そこから必要と判断された感染対策を実施します。ICRAマトリックスについては本コラム文献2）で詳しく解説されているのでご参照下さい。
- むしろここで強調しておきたいのは工事が開始された後、リスクアセスメントで必要と判断された感染対策が正しい方法で実施されているのか、現地で確認することの重要性です。確認したほうがよいと思われるポイントは次のとおりです。

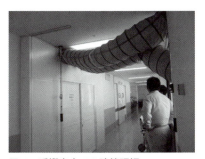

図1　手術室内での建築現場

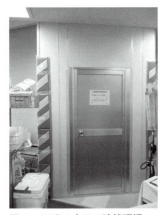

図2　NICU内での建築現場

注1　ICRAマトリックス：建築・改築の種類や規模に応じて生じる感染リスクやリスク低減のための対策を明らかにするツール

- 感染リスクに見合った仮囲いが設置されており,工事エリアと外部が遮断されているか
- 部外者が立ち入らないよう注意書が掲示されているか
- 塵埃などが仮囲いの周囲に飛散していないか
- 道具が仮囲いの外に置かれていないか
- 空調管理は適切か(陰圧空調を設置する場合は,機能しているか)
- 作業者や道具が出入りするルートや方法は守られているか
- 作業者の身分確認が行われているか
- 作業者の着衣は適切か
- 作業を行う曜日や時間帯は適切か

■ 顔を合わせてリスクアセスメントや現地確認を繰り返すうちに,工事業者側が求められる対策について理解を深め,詳細な説明を行わなくとも実施できるようになります.

1) Vonberg RP, Gastmeier P. Nosocomial aspergillosis in outbreak settings. J Hosp Infect 63: 246-254, 2006
2) 古谷直子. 空調保守点検時,メンテナンス時のポイント. INFECTION CONTROL 23: 916-920, 2014

# 索引 INDEX

## 数字・欧文

### 数字

2回チャレンジルール, チームステップス 100

### A

absolute risk reduction(ARR) 59, 61
accountability 19, 21
attributable risk(AR) 57
attributable risk percent(AR%) 57

### C, D

catheter-associated urinary tract infection (CAUTI) 78
CDC 35
CDCガイドライン 30
central line-associated bloodstream infection(CLABSI) 102
*Clostridium difficile* 123, 125
colonization pressure 66
colony forming unit(cfu) 23
CUS 100
device utilization ratio(DUR) 78

### H

HAI予防推進要因図 20
healthcare-associated infection(HAI) 19, 46

### I

Institute for Healthcare Improvement (IHI) 19
interquartile range(IQR) 82

### M

methicillin-resistant *Staphylococcus aureus*(MRSA) 90
multiple drug-resistant *Pseudomonas aeruginosa*(MDRP) 116

### O, P

odds ratio(OR) 62
patient involvement 16
peer pressure 19
personal protective equipment(PPE) 22
population attributable risk(PAR) 57
population attributable risk percent (PAR%) 57
prevalence 66

### R

rate map 70
relative risk(RR) 57, 59
relative risk reduction(RRR) 59
RSウイルス 90

### S

sensitivity 75
single use device(SUDs) 140
specificity 75
standard deviation(SD) 82
surgical site infection(SSI) 57, 102

### T, U, W

TeamSTEPPS™ 98
unobtrusive direct observation(UDO) 2
WHO 35

## 和文

### あ

アウトカム 40
アウトカムサーベイランス 48
アウトブレイク 116, 120
アカウンタビリティ 19
アクセス, 手指衛生設備への 12

### い

インスリン自己注射, 感染性廃棄物 151

インフルエンザ　87
医療関連感染（HAI）　19, 46
医療器具使用比（DUR）　78

───── え ─────

英語で発信される情報　33
英文情報　34
疫学情報の収集，輸入感染症　135
疫学的指標　56

───── お ─────

オッズ比　62
折れ線グラフ　70
嘔吐物処理キット　128

───── か ─────

カス，チームステップス　100
カテーテル関連尿路感染（CAUTI）　78
介入研究　44
会議，周知の方法　110
患者エリア　14
感染経路別予防策　86, 90, 93
感染性　86
感染性廃棄物　149
感染リスクを表す指標　56
感度　75
環境培養　116
観察研究　43

───── き ─────

寄与危険（AR）　57
寄与危険割合（AR%）　57

───── く，け ─────

クロストリジウム・ディフィシル感染症（CDI）
　　　　　　　　　　　　　　　123, 125
ケアバンドル　97
下痢　123, 125
蛍光塗料　10
結核　130

───── こ ─────

コホート研究　63
個人防具（PPE）　22, 25

交絡因子　44
購買部門　140

───── さ ─────

サーベイランス　43, 48, 69
最頻値　82

───── し ─────

実験研究　44
手指衛生　2
手指衛生実施率　2, 7, 10, 12, 14, 17, 19, 112
手指衛生設備へのアクセス　12
手指衛生モニタリング　3
手指衛生を行わない根本原因　11
手指消毒薬の使用量　2, 4
手術部位感染（SSI）　57, 102
周知の方法，感染対策　110
宿主特異性　87
症例対照研究　63
食品衛生　143
真のアウトカム　40
人口寄与危険（PAR）　57
人口寄与危険割合（PAR%）　57
人工呼吸器関連肺炎バンドル実施率　113
迅速診断検査結果の捉え方　75

───── す ─────

スポットマップ　70
水痘　91
推奨度，ガイドライン　37

───── せ ─────

ゼンメルワイス　77
生存力　87
清掃の質の評価と改善　145
絶対リスク減少（ARR）　59, 61

───── そ ─────

相対リスク（RR）　57, 59, 62
相対リスク減少（RRR）　59

───── た ─────

タイベック®スーツ　138
多剤耐性緑膿菌　116

多変量解析　44
代用のアウトカム　40
単回使用物品(SUDs)　140

―― ち ――

チームステップス　98
致命率　87
中央値　82
中心四分位範囲(IQR)　82
中心ライン関連血流感染(CLABSI)　102
中心ラインバンドル実施率　113
厨房における食品衛生管理　143
直接観察　3
直接観察法　2

―― つ，て ――

積み上げ棒グラフ　70
電子メールによる配信，周知の方法　111

―― と ――

同調圧力　26
同僚からの圧力　19
特異度　75
毒性　86

―― な，に ――

内視鏡　118
ニードルレスコネクター　37
ニュースレター，周知の方法　111

―― の，は ――

ノロウイルス感染症　87，128
パイチャート　70
パブメド　34
発生率　70

―― ひ ――

ヒストグラム　70
ヒト-ヒト感染　86
非結核性抗酸菌症　131

微生物量　86
標準偏差(SD)　82
病原性　86

―― ふ ――

ブラックライト　10
プロセスサーベイランス　48，112
覆面の観察者　8
物品の採用　141

―― へ ――

平均値　82
平均留置日数，医療器具の　78
米国医療改善研究所(IHI)　19
勉強会，周知の方法　111

―― ほ ――

ホーソン効果　7
保菌圧　66
棒グラフ　70，73
膀胱留置カテーテル　107

―― ま ――

マイコプラズマ肺炎　91
マッチング　44
マニュアル　106，110

―― ゆ ――

輸入感染症　134，135，137
有病率　66
有病率を表す地図　70

―― り，れ ――

リスクアセスメント　134
リスク因子　102
リスク層別化　44
リマインダーの活用，周知の方法　111
離散型データ　36，70
連続型データ　36，70，82